Alizayagam Hasan

Talipes congénitos deformidade equino varus

Alizayagam Hasan

Talipes congénitos deformidade equino varus

Ortopedia essencial

ScienciaScripts

Imprint

Any brand names and product names mentioned in this book are subject to trademark, brand or patent protection and are trademarks or registered trademarks of their respective holders. The use of brand names, product names, common names, trade names, product descriptions etc. even without a particular marking in this work is in no way to be construed to mean that such names may be regarded as unrestricted in respect of trademark and brand protection legislation and could thus be used by anyone.

Cover image: www.ingimage.com

This book is a translation from the original published under ISBN 978-613-9-82945-3.

Publisher:
Sciencia Scripts
is a trademark of
Dodo Books Indian Ocean Ltd. and OmniScriptum S.R.L publishing group

120 High Road, East Finchley, London, N2 9ED, United Kingdom
Str. Armeneasca 28/1, office 1, Chisinau MD-2012, Republic of Moldova, Europe
Printed at: see last page
ISBN: 978-620-5-60668-1

Copyright © Alizayagam Hasan
Copyright © 2023 Dodo Books Indian Ocean Ltd. and OmniScriptum S.R.L publishing group

CONTEÚDO

CAPÍTULO 1   3

CAPÍTULO 2   14

CAPÍTULO 3   22

CAPÍTULO 4   31

CAPÍTULO 5   37

CAPÍTULO 6   53

INTRODUÇÃO

Estima-se que mais de 1.00.000 bebés nascem em todo o mundo com pé torto congénito todos os anos; a incidência é de um em cada 1000 nascimentos.[1] Uma grande proporção destes bebés nascem em países onde permanecem sem tratamento ou mal tratados, deixando-os a enfrentar uma vida de deficiência. O pé torto negligenciado causa uma carga física, social, psicológica e financeira esmagadora para os doentes, as suas famílias e a sociedade.

Tem havido uma longa história envolvida na gestão do clubfoot. A gestão cirúrgica esteve em foco durante muitos anos nos países desenvolvidos. Mas as cirurgias correctivas extensivas foram associadas a falhas e complicações perturbadoras.[2]

A gestão não operatória, embora pregada e praticada durante séculos, não era muito popular, uma vez que a inclinação para a cirurgia era maior e também por causa das suas taxas de sucesso mais baixas. Francês, papagaios e técnicas de Copenhaga foram seguidos por ortopedistas durante um longo período.

A gestão inicial do pé torto é agora Não-Operativo.[3] O Dr. Ignacio Ponseti desenvolveu um método de correcção do pé torto que é eficaz, barato e de longo prazo. Estudos de acompanhamento revelam que os pés tratados pela técnica de Ponseti são fortes, flexíveis e sem dor. Este método é especialmente eficaz em países onde há poucos cirurgiões ortopédicos, o tratamento é económico para os pais e fácil para os bebés.

Mais recentemente, foram e continuam a ser realizados estudos em todo o mundo para provar que o método Ponseti deve ser a gestão inicial do pé torto, seja ele idiopático ou associado a quaisquer defeitos neurológicos. Há uma necessidade de estudo semelhante na nossa configuração indiana, onde crenças cegas, superstições, pobreza e ignorância representam um desafio maior.

CAPÍTULO 1
ANATOMIA NORMAL

A ARTICULAÇÃO DO TORNOZELO[4]

A articulação do tornozelo é uma articulação sinovial articulada com movimento principalmente para cima e para baixo (flexão plantar e dorsiflexão). O ligamento talofibular anterior é ligado posteriormente à borda anterior do maléolo lateral e anteriormente ao pescoço do tálus, onde se mistura com a cápsula articular ântero-lateral. O ligamento calcaneofibular é ligado superiormente à ponta do maléolo lateral, estende-se profundamente aos tendões peroneal, e insere-se inferiormente na superfície lateral do calcâneo (é o único ligamento lateral que é extracapsular). O ligamento talofibular posterior é o mais forte dos ligamentos laterais. É fixado anteriormente à fossa digital da fíbula e posteriormente ao tubérculo lateral no aspecto posterior do tálus.

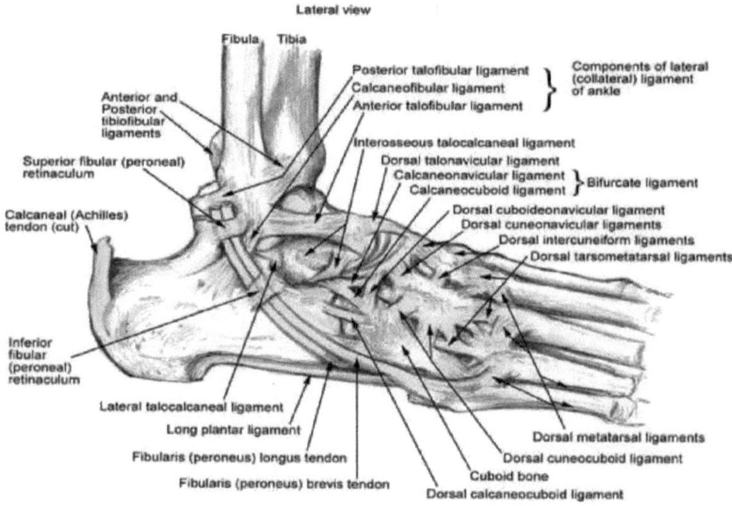

Fig. 1: Aspecto lateral da articulação do tornozelo

SYNDESMOSIS

A manutenção da relação da tíbia distal e da fíbula é a sindesmose, que consiste em quatro componentes. O ligamento tibiofibular inferior anterior liga-se medialmente ao tubérculo tibial anterior, estende-se inferior e lateral, e insere-se na fíbula anterior. O ligamento tibiofibular inferior posterior é o componente mais forte (a membrana interóssea não faz parte da sindesmose) e corre numa direcção semelhante à do ligamento tibiofibular inferior anterior. O ligamento tibiofibular transverso inferior é profundo e inferior ao ligamento tibiofibular inferior posterior. Na sua superfície anterior, o ligamento tibiofibular transverso inferior forma um labrum que se articula com o talo póstero-lateral, aprofundando efectivamente a articulação tibiotalar. O ligamento interósseo tibiofibular liga-se às superfícies rugosas contíguas da tíbia e da fíbula e é contínuo com a membrana interóssea proximalmente. Com a dorsiflexão do tornozelo, a sindesmose permite à fíbula traduzir, rodar, e migrar proximalmente.

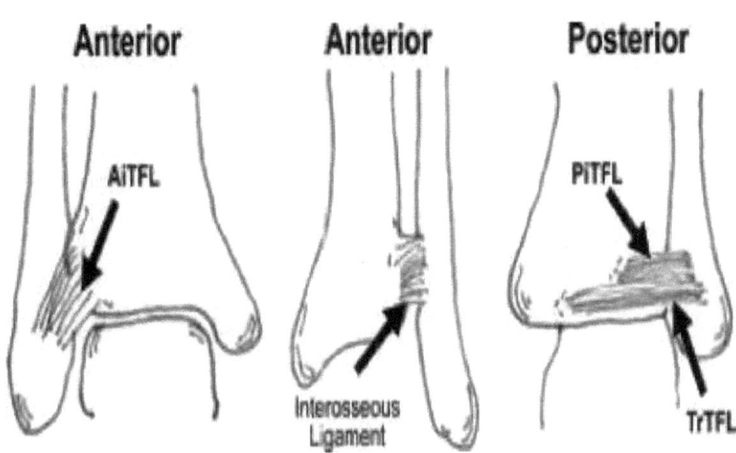

Fig. 2: Sindesmose do encaixe do tornozelo

O LIGAMENTO DELTÓIDE

A estabilização do lado medial do tornozelo anterior e posterior é o ligamento deltóide forte, plano e triangular, constituído por cinco componentes. Os dois componentes profundos, os ligamentos tibiotalares anteriores e posteriores profundos, fixam-se à face inferior do maléolo medial e ao corpo do tálus. Ambos os componentes profundos são intra-articulares, mas extra-sinoviais. O ligamento tibiotalar profundo posterior é o mais forte de todo o complexo deltóide. A porção superficial do ligamento deltóide consiste nos outros três componentes: o componente tibionavicular anterior, o componente tibiocalcaneal no meio, e o componente tibiotalar posterior posteriormente.

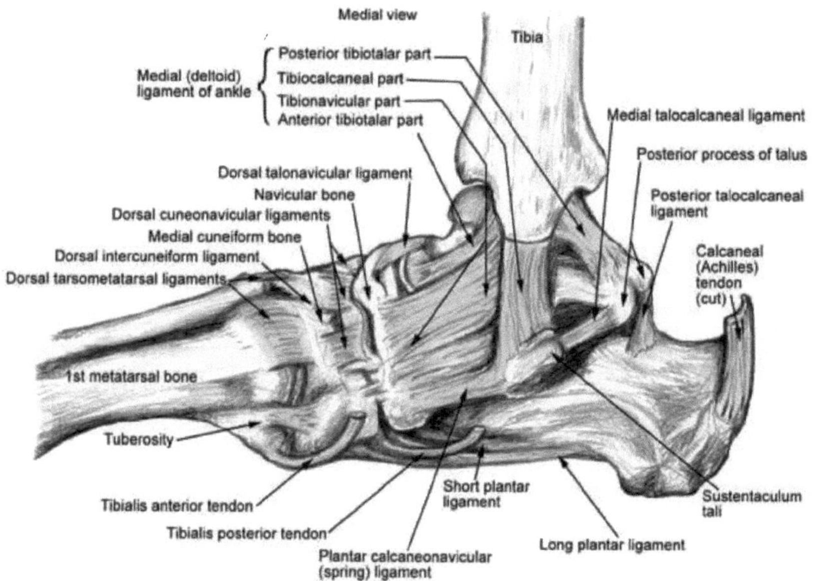

Fig. 3: Aspecto medial da articulação do tornozelo

ANATOMIA ÓSSEA NORMAL[5]

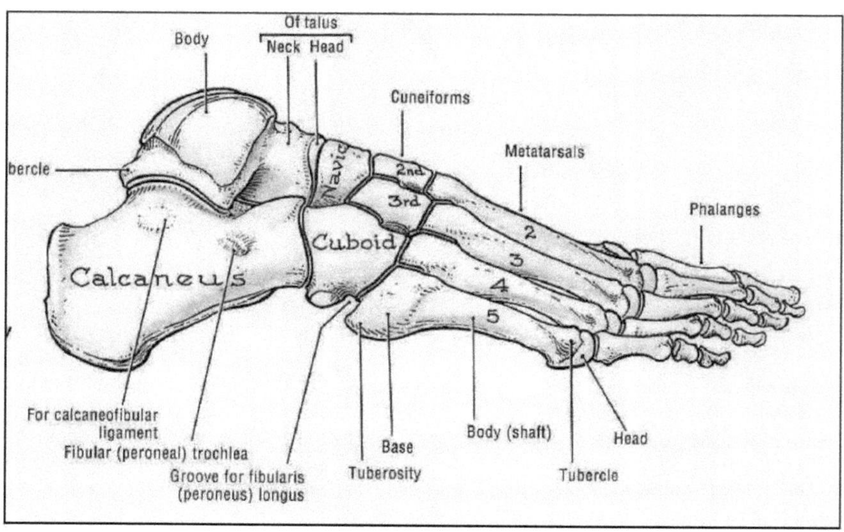

Fig 4: Arquitectura Bony normal do pé

1. TALUS:

Talus é o segundo maior osso tarsal. Não há nenhum apego muscular no talo. O tálus tem três partes, cabeça, pescoço e corpo. A superfície superior do corpo tem três superfícies articulares colectivamente conhecidas como trochlea. Articula-se com a extremidade inferior da tíbia e ambos os maléolos para formar a articulação do tornozelo. Esta superfície tem a forma de cunha sendo larga anteriormente; a superfície posterior do corpo tem uma ranhura para o tendão flexor alucino longo. Na superfície póstero-inferior do corpo há uma face côncava maior, que se articula com o calcâneo.

A cabeça é presa ao corpo através do pescoço. O longo eixo da cabeça e do pescoço é dirigido medialmente e para baixo, o pescoço é apertado entre a cabeça e o corpo. A porção apertada do pescoço permite uma dorsiflexão para além do ângulo recto quando a porção anterior da trochlea entra no encaixe do tornozelo. O pescoço permite a fixação ao ligamento talofibular anterior e ao ligamento deltóide. A cabeça do talo é redonda e tem quatro facetas articulares. A face articular anterior articula-se com o navicular. A cartilagem articular na cabeça anterior encontra-se numa direcção oblíqua, inferomedialmente a superolateralmente permitindo o deslizamento do navicular sobre a cabeça em inversão e eversão. As restantes três facetas plantares articulam-se com as facetas articulares médias do calcâneo, ligamento de mola e faceta anterior do calcâneo de posterior para anterior.

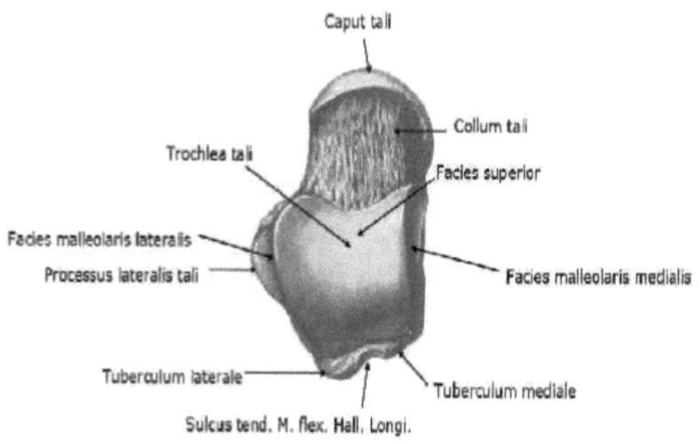

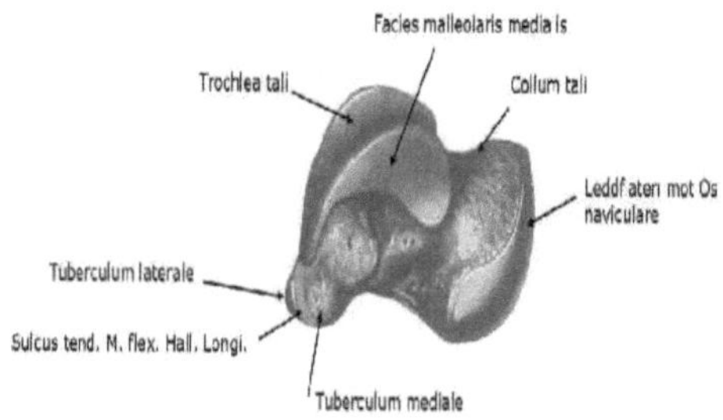

Fig 5 : Talus

2. CALCANEUM:

É o maior osso tarsal e articula-se com talo e cubóide. Na sua superfície superior, existem três facetas articulares para o tálus, as facetas articulares posterior, média e anterior. A face articular posterior é convexa e articula-se com a superfície articular inferior posterior do tálus e a anterior ao mesmo é o sulco calcâneo. Um sulco semelhante, o sulco do talo é visto por baixo do tálus. Juntos formam o canal do tarso, que contém o ligamento interósseo talocalcaneal. O canal do tarso expande-se lateralmente para formar o tarso sinusal, que tem uma abertura lateral mesmo em frente do maléolo lateral. Em frente do canal do tarso está a face média articular côncava que se articula com a faceta correspondente na superfície inferior da cabeça e pescoço do tálus. A face articular anterior articula-se com a sua faceta correspondente na superfície plantar lateral da cabeça do tálus.

A tuberosidade posterior do calcâneo estende-se posteriormente e para baixo da face articular posterior, formando a proeminência do calcanhar. Esta proeminência posterior está ausente no pé torto porque é puxada para cima e invertida por ter Aquiles. O comprimento e a inclinação para baixo da tuberosidade posterior aumenta o braço de alavanca para a fixação do tendo Aquiles, aumentando assim a sua potência para o empurrar.

O sustentaculum talus é uma eminência horizontal que sobressai da borda medial do calcâneo. Este é um marco importante na cirurgia do pé torto. Está localizado sob a face média e suporta a cabeça e o pescoço do tálus. Para além do ligamento deltóide e do ligamento de mola, é-lhe ligado um deslizamento do tendão posterior do tibialis. Também serve como polia para o tendão do tendão do flexor alucis longo.

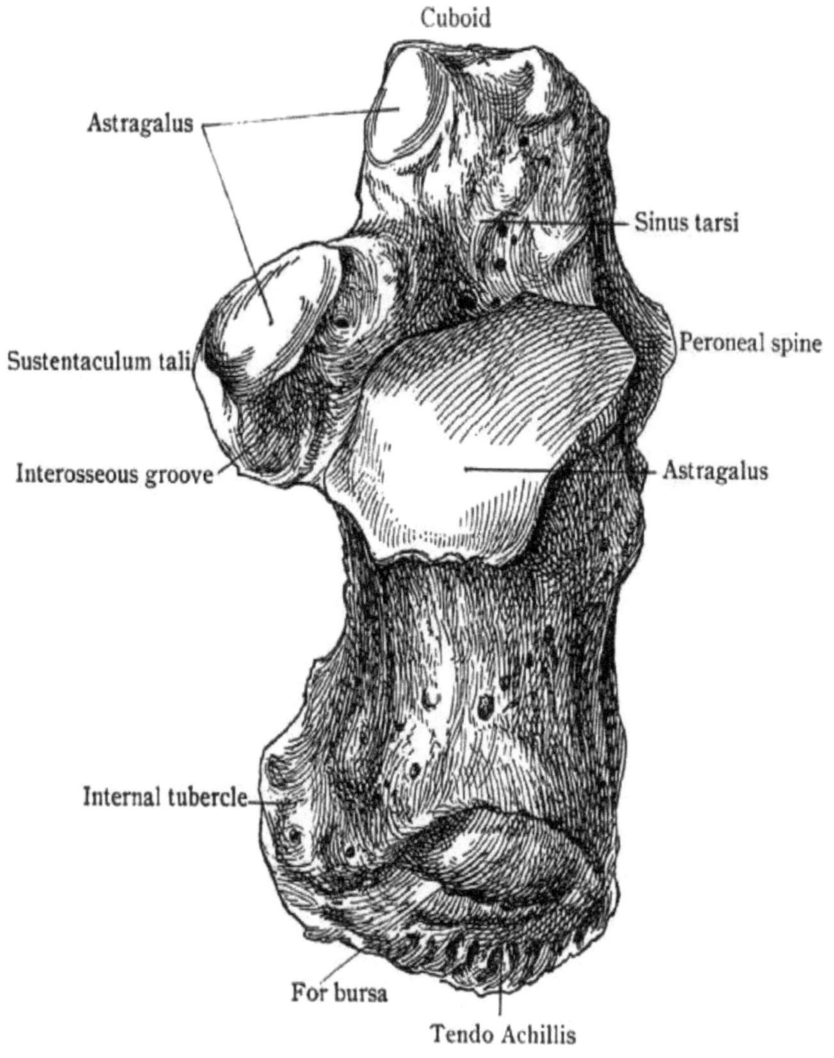

Fig 6: Calcanéum

3. NAVICULAR

Este osso encontra-se entre o talo e três ossos cuneiformes. A sua superfície posterior é côncava articulando-se com a cabeça do tálus. O tendão posterior do tibialis é inserido na sua tuberosidade medial.

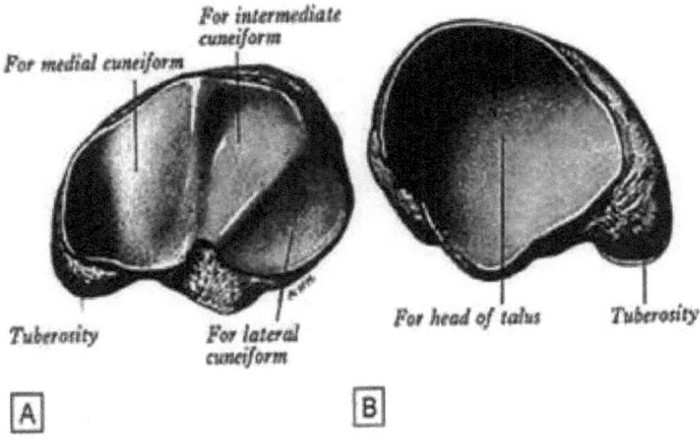

Fig 7: Navicular. A: Aspecto dorsal B: Aspecto ventral

4. CUBIOD:

Três facetas articulares estão presentes neste osso - antenor, posterior e medial. Articula-se anteriormente com o quarto e quinto metatarsos. Posteriormente forma uma articulação estável em forma de "S" com a extremidade anterior do calcâneo. Medialmente articula-se com o cuneiforme lateral.

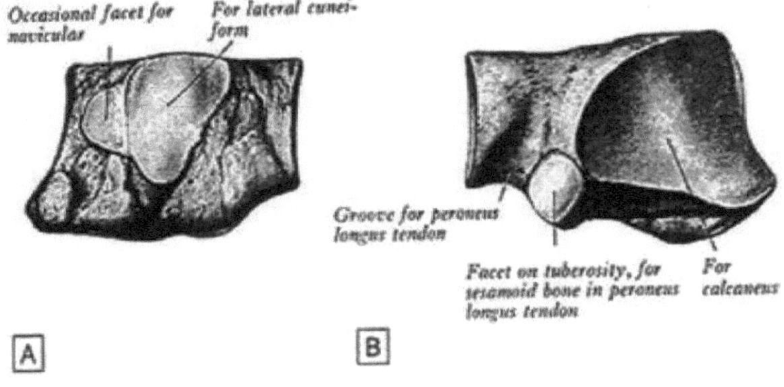

Fig 8: Cuboide esquerdo A: aspecto medial B: aspecto lateral e proximal

LIGAMENTOS:

Os ligamentos interósseos e capsulares ligam todos os ossos do pé juntos e estes ligamentos têm muito pouco a ver com a manutenção dos arcos.

1. O LIGAMENTO CALCANEONAVICULAR PLANTAR (MOLA LIGAMENTE)

É uma larga faixa grossa que se estende desde a margem anterior do tali sustentaculum até à superfície plantar do osso navicular. As fibras anteriores do ligamento deltóide são inseridas na borda superior do ligamento de mola. No pé torto existe uma mistura destes ligamentos com ligamentos talo-naviculares para formar uma massa de Ebrous chamada a cápsula de Parker (Jones & Lovett). Este ligamento suporta o arco medial.

2. O LIGAMENTO LONGO PLANTAR

É uma banda longa e forte e tem uma larga fixação na superfície plantar do calcâneo em frente dos tubérculos mediais e laterais. Estende-se para a frente para ser fixado a ambos os lábios da ranhura no cubóide. Morfologicamente, representa o tendão divorciado do gastrocnémio.

3. O LIGAMENTO CURTO PLANTAR

É uma banda larga composta por fibras fortes que ligam o calcâneo e o cubóide e situa-se entre o ligamento plantar longo e o cubóide que suporta o arco lateral.

4. OS LIGAMENTOS TRANSVERSAIS PROFUNDOS

Estes são quatro em número. São bandas fibrosas curtas, largas e achatadas que ligam os ligamentos plantares das articulações metatarsofalangianas adjacentes umas às outras. Suportam o arco transversal do pé e impedem a propagação das cabeças dos metatarsofalangianos.

5. A APONEUROSE PLANTAR

É de grande força e está dividido em porções mediais, intermédias e laterais. A extremidade posterior da porção intermédia é estreita e está ligada ao tubérculo medial da superfície plantar do calcâneo. Expande-se à medida que passa para a frente, e perto das cabeças dos metatarsos divide-se em cinco processos, que avançam para os dedos dos pés e terminam nas bainhas fibrosas que cobrem os flexores dos dedos dos pés. As porções laterais e mediais são bandas finas e as laterais são muito espessas atrás. Actua como uma viga de ancoragem de um telhado e suporta o arco longitudinal.

CAPÍTULO 2
ANATOMIA PATOLÓGICA

1. TALUS[6,7]

É o menos deslocado mas sofre as deformidades mais severas e consistentes. A causa primária e básica da CTEV é o desvio medial e plantar da extremidade anterior do talo. Não tem ligações musculares, mas é forçado à flexão plantar pelas suas articulações com o calcâneo e navicular.

Corpo de talo

Normalmente o tornozelo é mais estreito a posteriori do que a anterior.

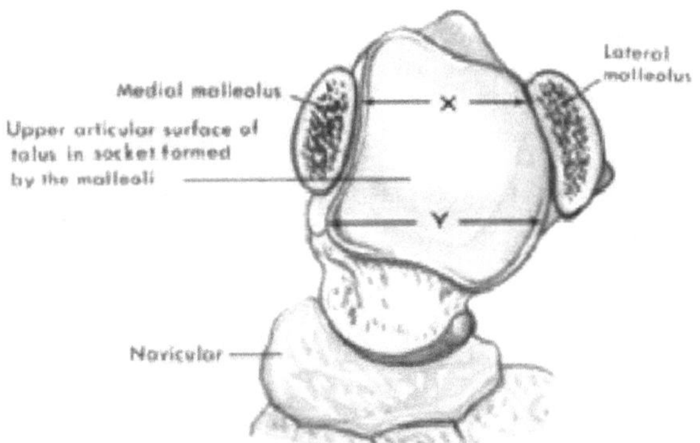

Fig 9: Vista transversal do tornozelo normal

No CTEV anterior 1/3 da superfície articular superior é descoberto. Como não enfrenta qualquer tensão fisiológica, torna-se mais amplo do que o normal.

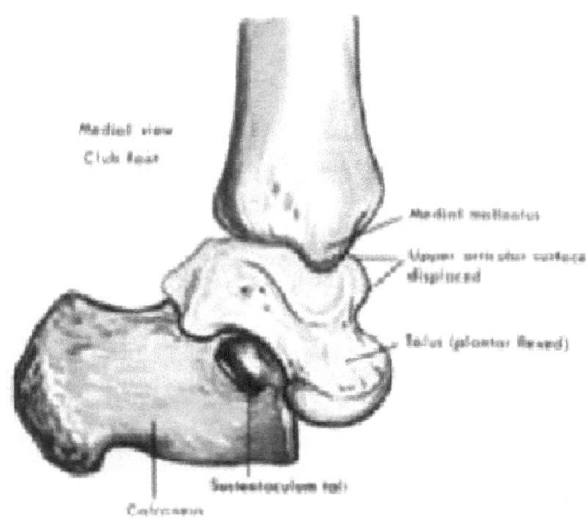

Fig 10: Flexão plantar patológica do talo no encaixe do tornozelo

Se não for feita uma correcção precoce, torna-se difícil reposicionar, o que equivale à perda do seu "direito de domicílio".

Pescoço de talo

É encurtado e por vezes fundido com o corpo. Ainda é discutível se a deformação da cabeça e pescoço do tálus se deve a um defeito do plasma germinal primário ou é uma alteração adaptativa secundária.

Ângulo de declinação do talo

É o ângulo entre o longo eixo da cabeça e do pescoço com o longo eixo do seu corpo.

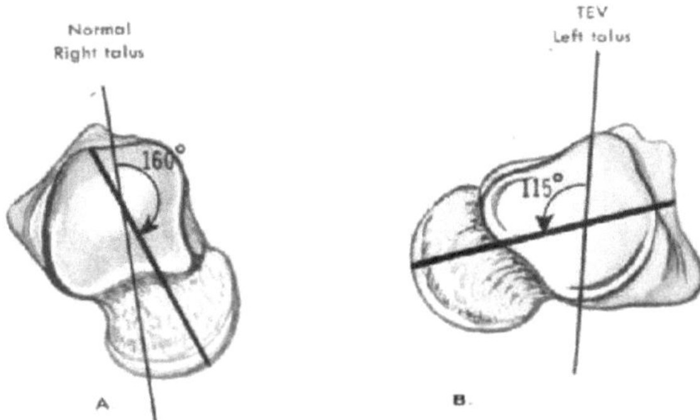

Fig. 11. Patologia do pescoço do tálus

Cabeça de talo

A cabeça e a superfície articular para a face navicular medial. A articulação talonavicular está mais na orientação sagital. Pode haver vários graus de achatamento. Em casos graves, a cabeça pode ser em forma de cunha. Acredita-se que estas alterações são iatrogénicas, porque alguns estudos mostram que, num "pé terapeuticamente virgem", a cabeça é normal.

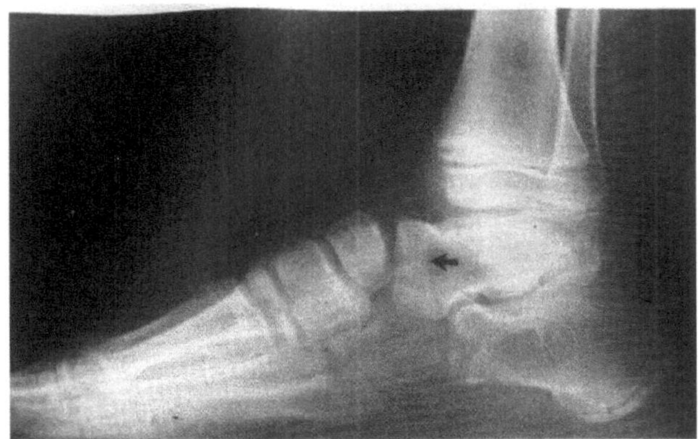
Fig 12. Patologia da cabeça do talo

2. CALCANEUM[7]

O Calcaneum está envolvido nas três deformidades, equinus, varus e adução. A deformidade clínica não se deve a uma forma anormal mas sim a uma posição anormal. A forma é normal, excepto para superfícies articulares e Sustentaculum tali. A tuberosidade posterior é dirigida para cima e lateralmente, e a extremidade anterior é dirigida para baixo, medialmente e invertida.

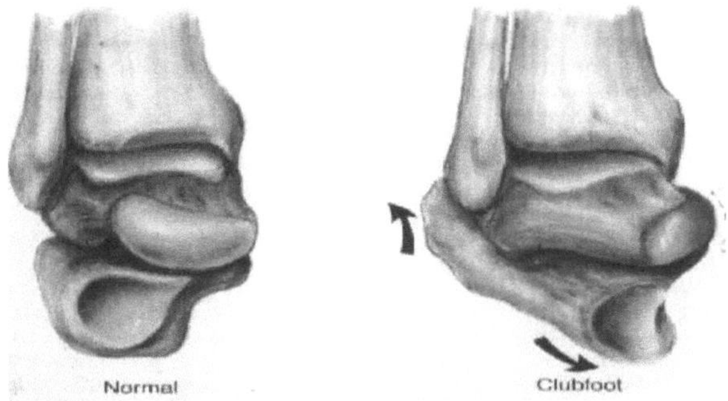

Fig 13. Orientação do calcâneo

Sustentaculum tali é deslocado e subdesenvolvido. Em casos marcadamente invertidos, o Sustentaculum tali está próximo tanto da cabeça do talo como do maléolo medial.

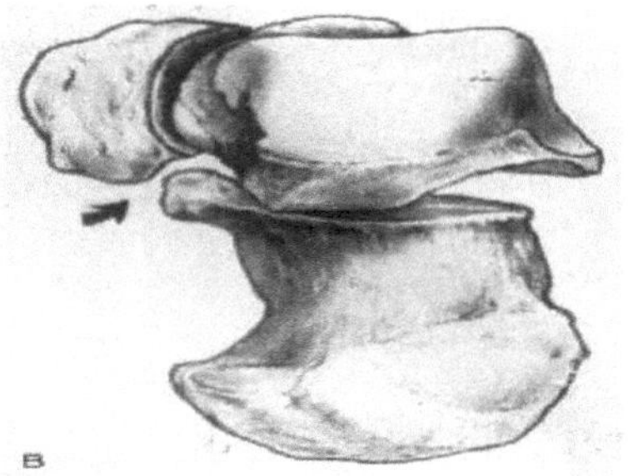

Fig 14. Sustentaculum tali deslocado

3. NAVICULAR[8]

Navicular é mais pequeno mas de forma normal. É deslocado medialmente e para baixo. A sua tuberosidade medial pode estar hipertrofiada.

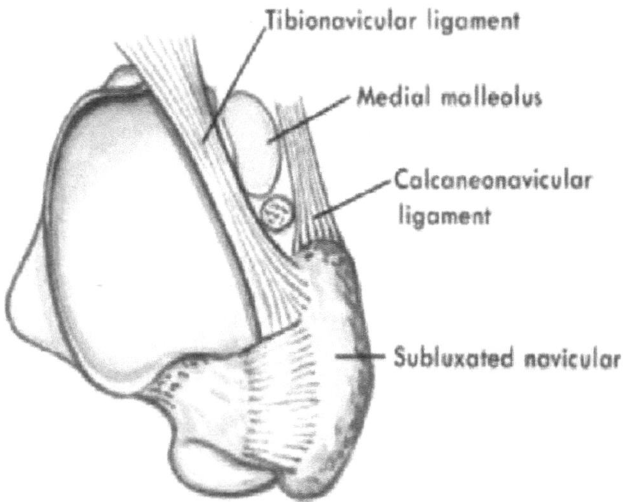

Fig 15. Posição Patológica daNavicular

4. CUBOID[6]

O cubóide tem uma forma essencialmente normal. O deslocamento medial é mínimo em comparação com o talo e o calcâneo. A convexidade lateral da borda lateral do pé é devida ao movimento do cubóide juntamente com o calcâneo deslocado medialmente.

5. CUNEIFORMES E METATARSOS[5]

Cuneiformes e metatarsos são normais. O deslocamento medial é mínimo em comparação com o talo e o calcâneo. A migração medial e a inversão dos metatarsais causam a adução dos pés anteriores. Contribuem para a convexidade lateral do pé e a deformidade composta da adução do pé.

CONTRATURAS DE TECIDOS MOLES

Na ordem da sua importância estão

1. Ligamento de mola

2. Ligamento deltóide

3. Superior, medial, partes plantares da cápsula talo navicular

4. Tibialis tendão posterio:

5. nó mestre de Henrique - contracturas plantares mediais

6. Ligamento calcaneofibular e retinaculam

7. Ligamento talocalcaneal posterior

8. Cápsula posterior da articulação talar da tíbia

9. Tendo aquiles

Turco[9] agrupou as contraturas de tecidos moles em quatro grupos

- Contratos posteriores

- Contratos plantares mediais

- Contratações Plantar

- Contratos subtalares

Contratos de tecido macio posterior

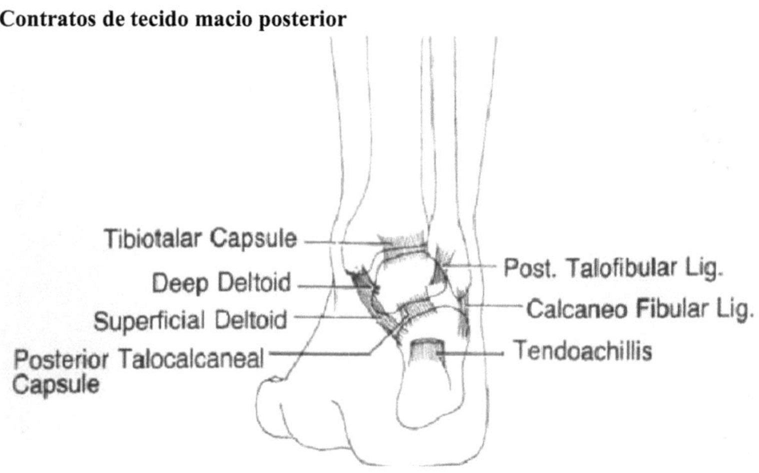

Fig 16. Contratos de tecido macio posterior

Contratos de tecido mole medial

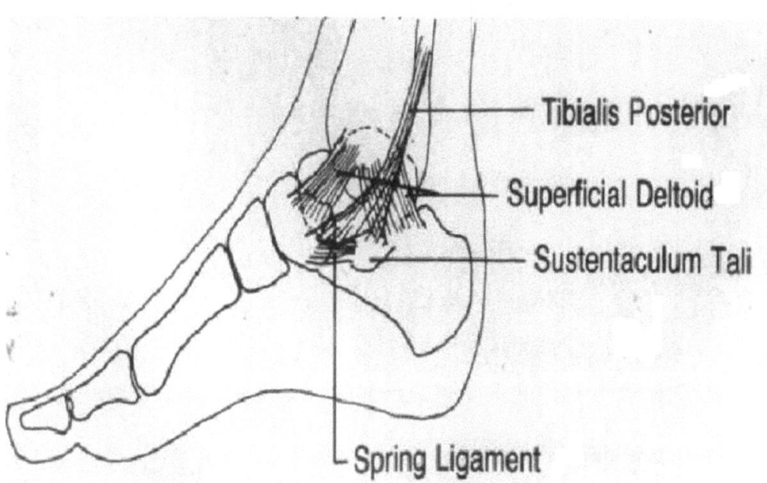

Fig 17. Medial Contracturas de tecido mole

Estruturas subtalares

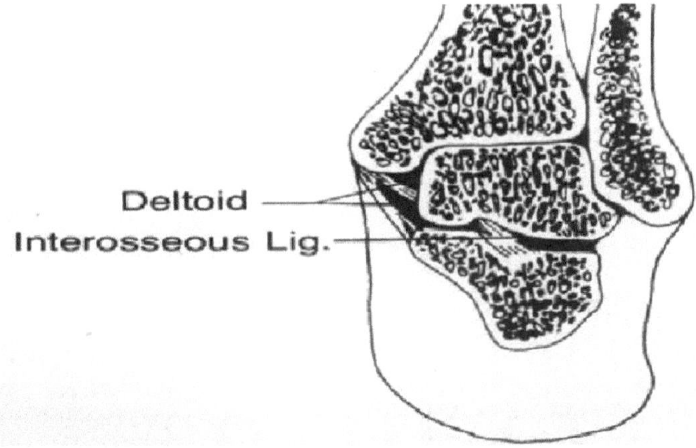

Fig 18. Contratos subtalares

Empreitadas Plantar

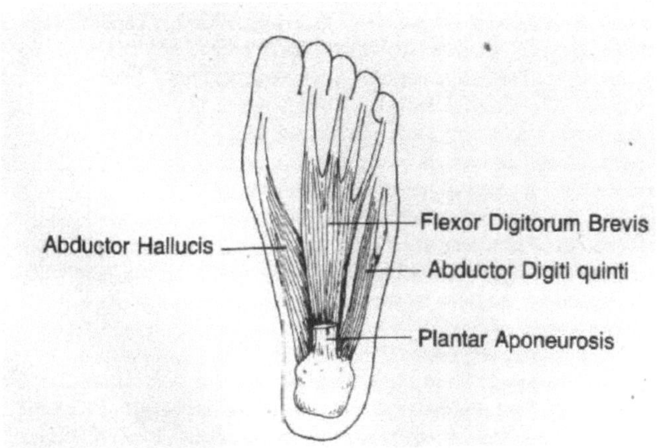

Fig 19. Plantar Contractura de tecido mole

CAPÍTULO 3
AETIOLOGIA

AETIOLOGIA

Muito tem sido dito e escrito sobre a etiologia do CTEV, mas a causa exacta não foi determinada até hoje.

Ao longo dos anos, muitas teorias têm sido propostas e descartadas. As teorias foram redescobertas e representadas com entusiasmo renovado pelos investigadores subsequentes, durante os últimos 200 anos, os mesmos conceitos básicos de etiologia, com ligeiras modificações, gozaram de aceitação temporária como a solução para o puzzle não resolvido - TURKO.

A etiologia dos talipes equino varus pode ser amplamente classificada em

A. **PÉ TORTO IDIOPÁTICO:** Quando a deformidade não está associada a quaisquer outras anomalias no corpo. Este é o tipo mais comum.

B. **PÉ TORTO NÃO IDIOPÁTICO:** Onde a deformidade é uma manifestação local de distúrbio musculoesquelético sistémico.

PÉ TORTO IDIOPÁTICO

Muitas teorias têm sido apresentadas para explicar a etiologia dos contos congénitos equinovaros. São as seguintes.

1. Factores mecânicos no útero

2. Defeito de germoplasma

3. Desenvolvimento embrionário preso

4. Hereditariedade

5. Hereditariedade e ambiente combinados

6. Defeito neuromuscular

7. Teoria teratogénica

1. FACTORES MECÂNICOS NO ÚTERO

É a teoria mais antiga. Tanto Hipócrates (400 A.C.) como Galen (200 A.D.) consideravam o pé torto como sendo causado por pressão extrínseca sobre o feto in utero. Os defensores desta teoria sustentam que a falta de licor uterino (oligoidrâmnios) impede os movimentos fetais e torna o feto vulnerável a pressões extrínsecas.

Aqueles que se opõem a esta teoria salientam que, durante o 1st mês de gravidez quando o feto se está a formar, está a flutuar em líquido amniótico, e não há aumento da incidência de pé torto em gravidezes com um útero sobrelotado como na gravidez gémea, bebés grandes, útero primípara, etc. No entanto, a possibilidade de elevação transitória da pressão uterina num momento vulnerável poderia interferir com o desenvolvimento do pé.

2. DEFEITO GERMPLASMA PRIMÁRIO [10]

lrani e Shennan (JBJS 45A 1963) sugeriram que a deformidade provavelmente resulta de um defeito primário do plasma germinal que afecta a cabeça e o pescoço do talo.

Descobriram que o pescoço do talo é sempre curto e a cabeça voltada para as alas medianas e plantares. Uma vez que o anlagen para o talo está totalmente formado às 6 semanas e o tarsal bem desenvolvido às 7 semanas, as alterações devem ocorrer muito antes das 7 semanas. Além disso, uma cabeça e pescoço do tálus com forma completamente normal não consegue desenvolver uma correcção uniforme da deformidade, apoiando esta teoria.

Os antagonistas desta teoria dizem que as mudanças são de natureza secundária. Argumentam que é difícil explicar o defeito do germoplasma que ocorre num só pé e não como um defeito bilateral.

3. DESENVOLVIMENTO EMBRYONAL ARRESTED[10,11]

Heuter e Volkmann em 1963 propuseram pela primeira vez a detenção do desenvolvimento fetal como causa do pé torto. De acordo com eles, a deformidade deve-se à paragem do desenvolvimento fisiológico do pé no início da vida embrionária. Isto é reforçado pelo facto de a posição fisiológica do pé na vida embrionária ser semelhante à dos talipes equinovarus. Os talipes equinovarus assemelham-se ao pé embrionário de 2 meses de idade. Um estudo maravilhoso da evolução do pé normal e do pé torto foi feito por Bohm em 1929. Ele foi capaz de mostrar que a variação observada no pé torto está relacionada com posições fisiológicas que podem ser vistas no desenvolvimento embrionário normal do pé, provas muito convincentes da teoria da paragem embrionária. Victoris Diaz, em 1976, fez um estudo sobre os pés embrionários. A conclusão do estudo foi que as alterações na posição dos pés embrionários, assim como os movimentos do talo e do calcâneo são devidos a um "SPUR" no crescimento das extremidades distais da tíbia e do perónio. Na primeira fase (FASE FIBULAR), o calcâneo foi empurrado e deslocado para a posição de equinovarus. Na segunda fase (FASE TIBIAL), o tálus foi empurrado e o pé pronunciado para a posição fetal habitual e sem crescimento tibial o pé permaneceu na posição eqüinovarus. O apoio circunstancial adicional é que em muitos pés tíbios o maléolo medial está subdesenvolvido e é menos proeminente.

4. HEREDITY[13,14,15]

Estudos realizados por Palmer (JBJS 46A 1964) e Wynne Davies (1964) mostraram que a deformação do pé do clube ocorre muito mais frequentemente nas famílias que já têm um membro com um pé do clube. Acredita-se agora que os Talipes congénitos Equino Varus são herdados por traços poligénicos multifactores, provavelmente sob a forma de uma herança autossómica dominante com penetração reduzida.

5. HEREDITÁRIO E AMBIENTAL COMBINADOS

É uma teoria de origem multifactorial A hipótese combinada mantém que algum factor intra-uterino em conjunto com a predisposição hereditária causa uma perturbação no desenvolvimento numa fase crucial do desenvolvimento embrionário do pé, causando assim uma paragem do desenvolvimento fetal normal.

6. DEFEITO NEUROMUSCULAR[10,11,13]

Isaacs e colegas de trabalho em 1977 fizeram estudos histoquímicos e microscópicos electrónicos sobre o número extrínseco de 60 pés em pacientes com menos de *5 anos de* idade. O seu estudo indicou um factor neurogénico dominante na causa e foram da opinião que o desequilíbrio muscular pode produzir a deformidade.

Pelo contrário, Conaseco et al em 1974 fizeram estudos bioquímicos e microscópicos electrónicos sobre gastrocnémio e concluíram que "a fibrose nos pés taco idiopáticos graves pode ser um factor importante na manutenção da deformidade, mas não deve ser considerada como um factor etiológico primário.

Há muitos factores que demonstram que a causa neurogénica é improvável no desenvolvimento dos pés do clube.

- Nem todas as crianças com bífida espinhal tinham pés tortos
- O pé neurologicamente deformado é normalmente mais flexível do que o pé idiopático congénito
- Problemas neurológicos conduzem a deformidades como talus flexionados plantares e talipes calcaneovalgus em vez de talipes equino varus.
- As deformidades neuromusculares podem ser esticadas e responder temporariamente a manipulações, ao contrário da maioria dos pés do clube.

7. TEORIA TERATOGÉNICA[16]

Em 1982, J Misawa et al observaram malformações tais como fenda palatina, pé de taco
e micrognatia em bebés de porco miniatura de Göttingen que foram alimentados com doses elevadas de pirimetamina.

PÉ TORTO NÃO-IDIOPÁTICO

Este tipo de pé torto é secundário em relação a outras anomalias músculo-esqueléticas. Uma criança pode nascer com pé torto, mas a presença de outros estigmas de distúrbio esquelético distingue facilmente a deformidade não-idiopática. O pé torto de uma variedade não-idiopática está associado a inúmeras síndromes esqueléticas.

1 Arthrogryposis multiplex congenita

2 Síndrome da patela das unhas

3 . Faixas de constrição congénita

4 Desordem neurológica, distrofias musculares

5 Envenenamento por chumbo

6 Anomalias distróficas, anomalias teratogénicas

7 . Síndrome de Gordon

8 Síndrome de Mobius, síndrome de Larsen, síndrome de Smith e Lemliptiz,

9 . Síndrome de Pierre Robin

Está geralmente associado a outras anomalias como dígitos supranumerários, anomalias oculares, palato fendido, e micrognatia, atraso no desenvolvimento motor e mental.

Resumidamente, as causas não - idiopáticas do pé torto incluem.

1. ARTROGRYPOSIS MULTIPLEX CONGENITA[17]

Isto é caracterizado por desgaste muscular, contraturas articulares rígidas e alta incidência de pé torto. Uma tríade comum são os talipes equino varus, a contracção do joelho em hiperextensão e a luxação congénita da articulação da anca. O pé torto aqui é uma deformidade rígida resistente a todas as formas de tratamento. A manipulação é iniciada o mais cedo possível. Quando a anca, o joelho e os pés estão envolvidos na anca, a espica é aplicada. Os resultados da cirurgia são pobres e são necessárias múltiplas cirurgias para se conseguir um pé plantígrado. Inicialmente é tentada uma cirurgia aos tecidos moles. A cirurgia do bónaco inclui naviculectomia, talectomia, metatarso e osteotomia do calcâneo. Stephanie et al apoiam a utilização do método de Ponseti para o tratamento inicial do pé torto congénito distal artrófico.

2. OSTEODISPLASIA HEREDITÁRIA ONYCHO[18]

Também conhecida como síndrome da patela das unhas ou doença de Fong, é uma doença hereditária dos tecidos ectodérmicos e mesodérmicos e caracteriza-se pela ausência de patela, anomalias nas unhas e presença de subluxação da cabeça do rádio. As unhas podem estar ausentes ou ter ranhuras verticais. De acordo com Match (New York State Medical Journal 1973), 4 a 8 pacientes tinham pé torto com deformidades leves, que podiam ser corrigidas através de manipulações.

3. BANDAS DE CONSTRIÇÃO CONGÉNITA[19]

Caracteriza-se por bandas de constrição circunferencial (STREETER DYSPLASIA). é uma deformidade rara, que envolve tanto os membros superiores como os inferiores. O pé torto nesta condição está associado a amputações congénitas dos dedos dos pés, edema e deficiência vascular. Antes da correcção do pé torto, deve ser feita uma plastia em "Z" para remover as bandas de constrição e melhorar a circulação.

4. PERTURBAÇÕES NEUROLÓGICAS[20]

O pé torto está associado a condições como meningomielocele, espinha bífida, defeito da medula espinal, hidrocefalia, paralisia cerebral e outras doenças mal definidas. Deve-se suspeitar deste grupo quando as deformidades são assimétricas. Por exemplo, Talipes calcaneovalgus de um lado e Talipes equinovarus do outro lado.

5. DESEQUILÍBRIOS MUSCULARES[21]

O pé torto devido a miopatias pode ser subtil. A deformidade pode ser facilmente corrigida através de manipulação. Uma hipótese de correcção excessiva pode estar presente com cirurgia. A cirurgia é geralmente atrasada, e só é defendida quando necessário.

6. ANOMALIAS CROMOSSÓMICAS GRAVES[22]

Uma microduplicação recorrente do cromossoma 17q23.1q23.2 é encontrada num estudo para ser associada ao pé torto.

AS DEFORMIDADES NO PÉ TORTO

As deformidades são equinus, adução e inversão do pé traseiro e a adução e inversão do antepé. À medida que a criança se adapta, ocorrem alterações nos ossos e nos tecidos moles devido à posição anormal. As alterações dos ossos são secundárias e previsíveis.

EQUINUS: O talo é flexionado plantar de modo a que uma grande porção da superfície articular superior esteja fora do encaixe do tornozelo e a cabeça seja proeminente e facilmente palpável, dorsalmente. O calcâneo é também flexionado plantar e isto explica o calcanhar alto. O equinus do pé dianteiro ocorre na articulação transversal do alcatrão e é responsável pela peculiar "marcha de palmada" do pé torto parcialmente corrigido, onde o pé dianteiro toca o chão antes do pé traseiro.

ADDUÇÃO:O calcâneo é aduccionado de modo a rolar sob o talo. A adução do antepé está presente na articulação média do alcatrão e é frequentemente a deformidade mais persistente. Esta e a adução nas articulações falangeal do metatarso resultam em "marcha de pombos com dentes de pombos".

INVERSÃO: O talo é fixado entre os maléolos e não pode ser invertido, mas o calcâneo é invertido para que o sustentaculum tali se aproxime do maléolo medial. O antepé é também invertido na articulação transversal do alcatrão. É uma combinação de inversão do pé dianteiro e traseiro, que resulta na supinação do pé dianteiro.

CAVUS: A flexão plantar do pé dianteiro causa uma deformidade do cavo e contribui para o equinus composto.

TORÇÃO TIBIAL: A torção tibial pode ser definida como qualquer torção da tíbia no seu eixo longitudinal, que produz uma alteração no alinhamento dos planos de movimento das articulações proximal e distal. Dois tipos de anomalias de rotação são possíveis, nomeadamente a interna e a externa. Segundo Stewart, embora a torção tibial não seja uma causa de pé torto, tende a perpetuar a deformidade, causando a flexão em varo do pé nas articulações tarsometatársicas ao andar. A torção tibial existe em duas formas.

1. Verdadeira torção tibial e

2. Pseudotibial torção

TORÇÃO TIBIAL VERDADEIRA: Os ossos, que são fixos, sofrem torção, como a tíbia e a fíbula. Tarsal e metatarsais, que são móveis até certo ponto, não sofrerão qualquer torção, mas serão deslocados.

PSEUDO-TIBIAL TORSION: A Pseudotorção da tíbia é aparentemente um afecto ligamentar e distingue-se pelo seguinte teste. A criança é colocada em posição de decúbito e os joelhos são flexionados. Ao examinar as rotações da perna, verifica-se um aumento da rotação interna quando comparada com a rotação externa em pseudo-torção. Isto pode ser explicado como devido às afecções ligamentares. No entanto, na verdadeira torção não deve haver qualquer limitação desigual das rotações

CAPÍTULO 4
CLASSIFICAÇÕES

CLASSIFICAÇÕES DE C.T.E.V

A classificação do pé torto em categorias melhora a compreensão para a comunicação e gestão. O mais básico do sistema de classificação é o seguinte:

Pé torto *não tratado*: menos de 2 anos de idade

Pés do clube *negligenciados*: não tratados após 2 anos

Pé torto *corrigido*: corrigido pela direcção de Ponseti

Pé torto *recorrente*: a supinação e o equinus desenvolvem-se após uma boa correcção inicial

Pé torto *resistente:* Pé torto rígido visto em associação com síndromes como a artrogripose

Pé torto *complexo:* Inicialmente tratado por um método diferente da gestão de Ponseti

A comparação dos resultados do tratamento do pé torto é dificultada pela falta de um sistema de classificação uniforme e amplamente utilizado para descrever a gravidade inicial da deformidade e o resultado após o tratamento. Foram propostos muitos esquemas de classificação, principalmente clínicos, incluindo os de Carroll, Goldner, e Catterall. Duas das classificações mais recentes de Pirani et al. e Dimeglio et al. baseiam-se unicamente no exame físico e não requerem medições radiográficas ou outros estudos especiais.

PIRANI SCORING SYSTEM[23,24]

O Dr. Pirani desenvolveu um método fiável e válido de avaliar clinicamente a quantidade de deformidade presente num pé torto congénito não operado com menos de 2 anos de idade. É útil porque não há ciência sem uma medição fiável e válida. Documentar a quantidade de deformidade permite ao profissional de tratamento (especialmente se inexperiente) saber onde se encontra em relação ao roteiro do tratamento, saber quando é indicada a tenotomia, e tranquilizar os pais quanto ao progresso. Permite a comparação significativa de resultados, extracção de subgrupos, etc. O esquema Pirani pontua seis sinais clínicos ou 0 (normal), 0,5 (moderadamente anormal), ou 1 (severamente anormal).

Pontuação meio-pé

Três sinais compreendem a Pontuação Média (MS), classificando a quantidade de deformidade

entre 0 e 3.

- o Borda lateral curvada

- o Vinco medial

- o Cobertura da cabeça do Talar

Pontuação do retropé

Três sinais compreendem a pontuação do retropé (HS), classificando a quantidade de deformidade

entre 0 e 3.

- o Vinco posterior

- o Equinus rígido

- o Calcanhar vazio

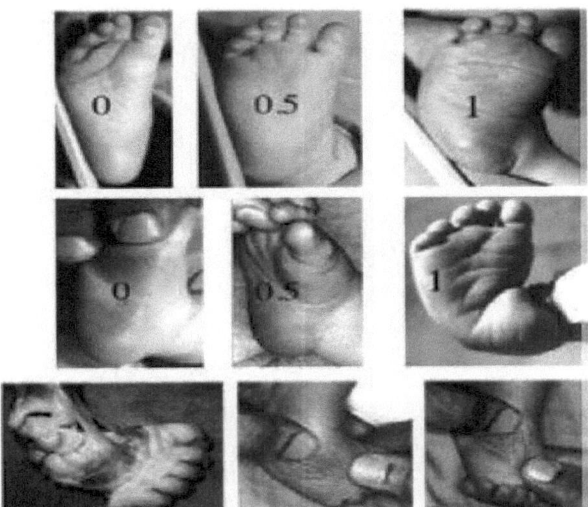

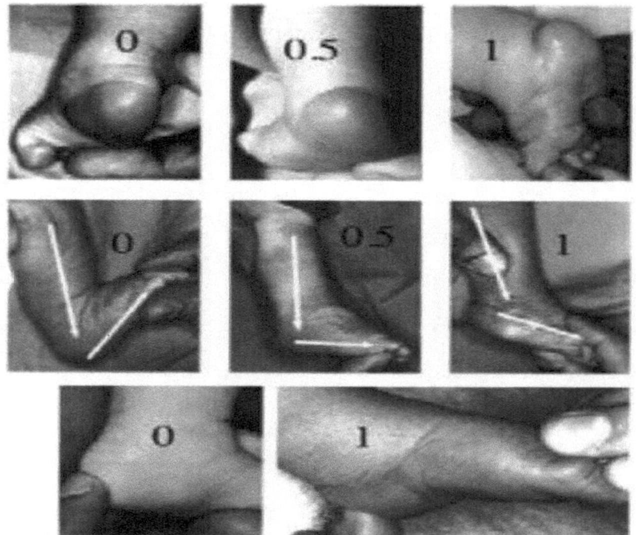
Fig 20. O sistema de pontuação pirani

SISTEMA DE PONTUAÇÃO DE DIMEGLIO[25]

Quatro parâmetros são avaliados com base na sua redutibilidade com uma manipulação suave, medida por um goniómetro manual.

1. Deformidade de Equinus no plano sagital.

2. Deformidade de Varus no plano coronal

3. Deserotação do bloco Calcaneopedal no plano horizontal, e

4. Adução dos pés anteriores no plano horizontal

Cada uma delas é classificada de 1 a 4, dependendo da gravidade da deformidade

Elementos adicionais considerados são

1. Vinco posterior

2. Vinco mediolateral

3. Cavus

4. Má condição muscular

A cada um é atribuído 1 ponto, se presente.

Grade	Type	Frequency	Score
I	Benign	20%	1-4
II	Moderate	33%	5-9
III	Severe	35%	10-14
IV	Very severe	12%	15-20

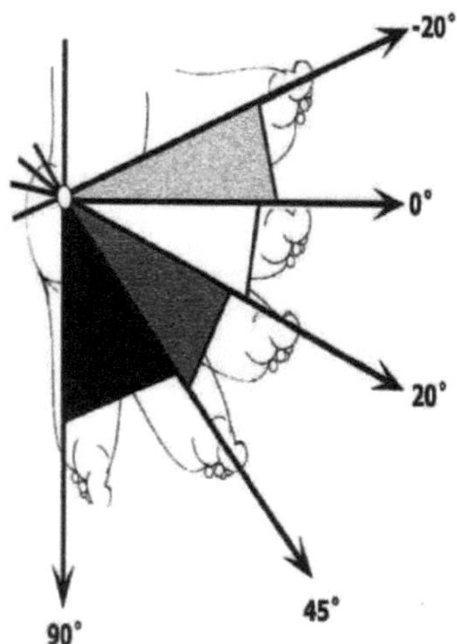

Sagittal plane evaluation of equinus.

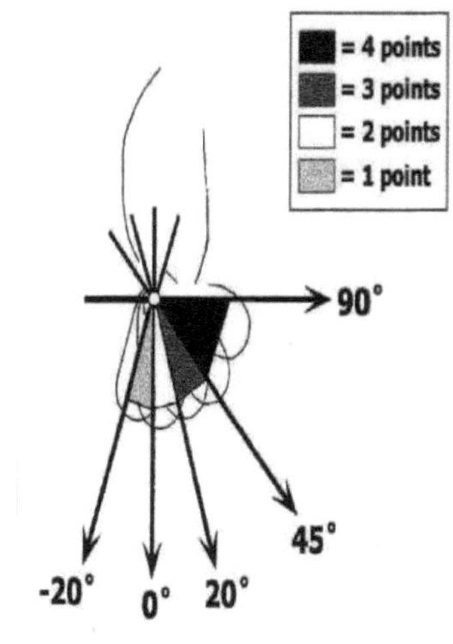

Frontal plane evaluation of varus.

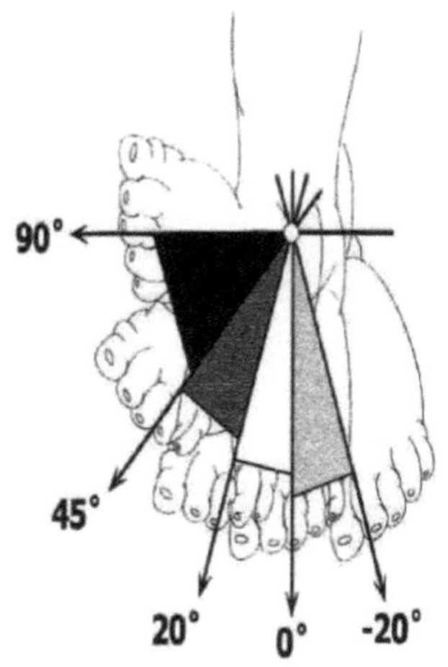

Horizontal plane evaluation of derotation of
the calcaneopedal block.

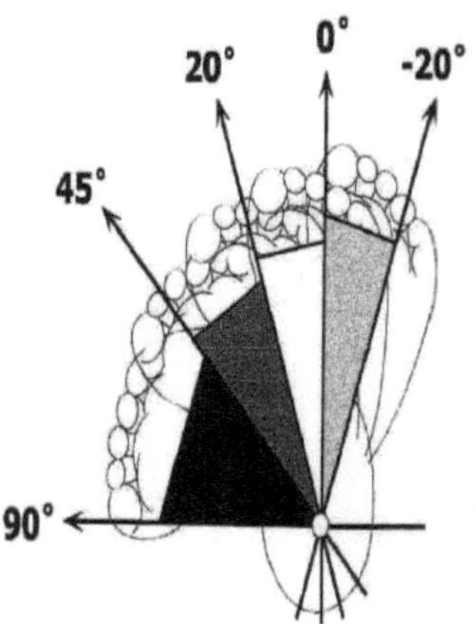

Horizontal plane evaluation of forefoot relative
to hindfoot.

Fig 21. O sistema Dimeglio Scoring

CAPÍTULO 5
O MÉTODO PONSETI

O MÉTODO PONSETI

DETALHES DA TÉCNICA PONSETI

A educação e a garantia dos pais são de primordial importância para o sucesso deste método. O bebé é avaliado da cabeça aos pés com especial cuidado para examinar a coluna vertebral e as ancas. A gravidade do pé deformado é avaliada utilizando o sistema de pontuação Pirani.

PRIMEIRA VISITA

Começar o mais cedo possível após o nascimento. Tornar a criança e a família confortáveis. Permitir que a criança se alimente durante os processos de manipulação e de fundição. A fundição deve ser realizada pelo cirurgião sempre que possível.

Reduzir o cavus

O cavus, que é o arco medial alto, deve-se à pronação do antepé em relação ao retropé. O cavus é sempre flexível em recém-nascidos e requer apenas a supinação do antepé, elevando o primeiro metatarso para alcançar um arco longitudinal normal do pé. É necessário trazer o antepé no mesmo plano que o do retropé, porque só quando isto é conseguido, todo o pé pode ser manipulado como uma única unidade mantendo o talo como o fulcro. Aqui é importante lembrar que à medida que o cavo é reduzido, a deformidade parece ser exagerada e os pais devem ser explicados sobre a importância de alinhar o antepé com o retropé. O gesso é aplicado nesta posição e os pais são aconselhados a regressar após 1 semana. Possíveis complicações de gesso têm de ser explicadas.

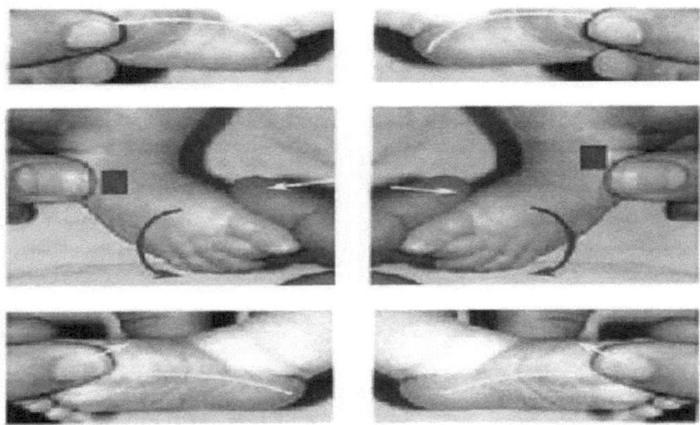

Fig 22. Passos na correcção do cavus

VISITAS POSTERIORES

O molde é removido e a gravidade da deformidade é avaliada. O Cavus deve ser corrigido até à segunda visita, se não o primeiro passo é repetido.

Localizar exactamente a cabeça do talo

Este passo é essencial. Primeiro, palpar os maléolos laterais com o polegar e o dedo indicador da mão A, enquanto os dedos dos pés e metatarsos são segurados com a mão B. Em seguida, deslizar o polegar e o dedo indicador da mão A para a frente para palpar a cabeça do tálus em frente ao tornozelo mortis. Como o navicular está deslocado medialmente e a sua tuberosidade está quase em contacto com o maléolo medial, pode-se sentir a parte lateral proeminente da cabeça do tálus mal coberta pela pele em frente do maléolo lateral. A parte anterior do calcâneo será sentida por baixo da cabeça do talar.

Ao mover o antepé lateralmente em supinação, será capaz de sentir o movimento navicular sempre tão ligeiramente em frente da cabeça do tálus como o calcâneo se move lateralmente sob a cabeça do tálus.

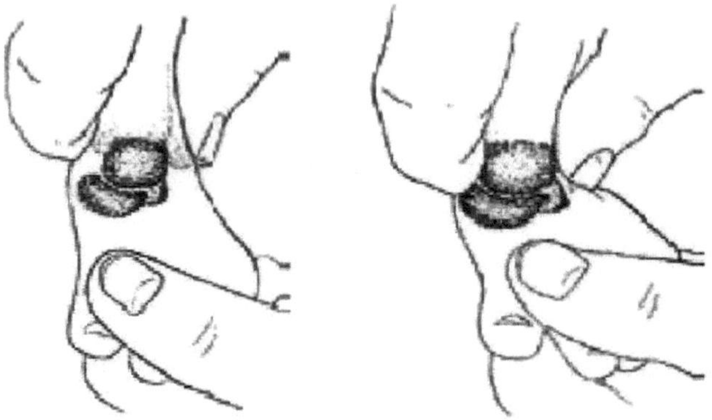

Fig 23. Método de manipulação

Estabilizar o talo

Colocar o polegar sobre a cabeça do talo. O dedo indicador da mesma mão que está a estabilizar a cabeça do tálus deve ser colocado atrás desse maléolo lateral. Isto estabiliza ainda mais a articulação do tornozelo enquanto o pé é raptado por baixo dele e evita qualquer tendência para o ligamento calcanear-fibular posterior puxar a fíbula posteriormente durante a manipulação.

Manipular o pé

Em seguida, raptando o pé em supinação, com o pé estabilizado pelo polegar sobre a cabeça do talo, raptar o pé o mais longe possível sem causar desconforto ao bebé. Manter a correcção com uma pressão suave durante cerca de 60 segundos, depois soltar. O movimento lateral do navicular e da parte anterior do calcâneo aumenta à medida que a deformidade do pé torto corrige. A correcção total deve ser possível após o quarto ou quinto gesso. Para pés muito rígidos, podem ser necessários mais gessos. O pé nunca é pronunciado.

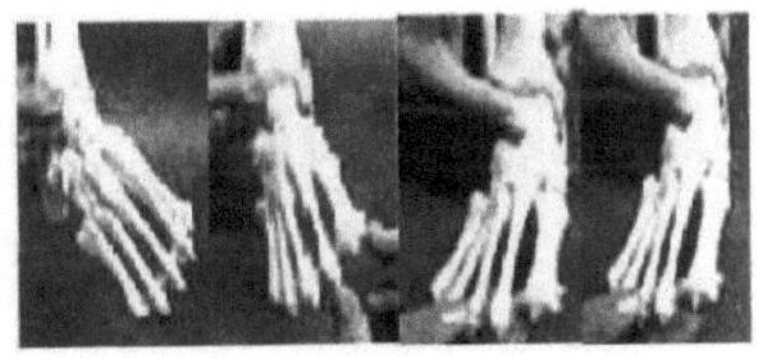

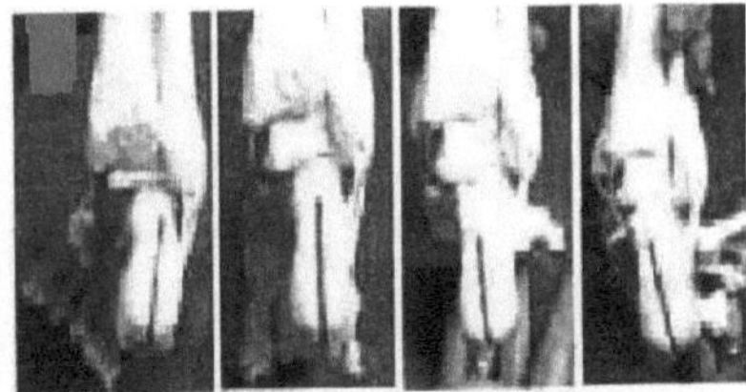

Fig. 24. Passos de manipulação num modelo ósseo

Aspecto dos pés após o quarto elenco

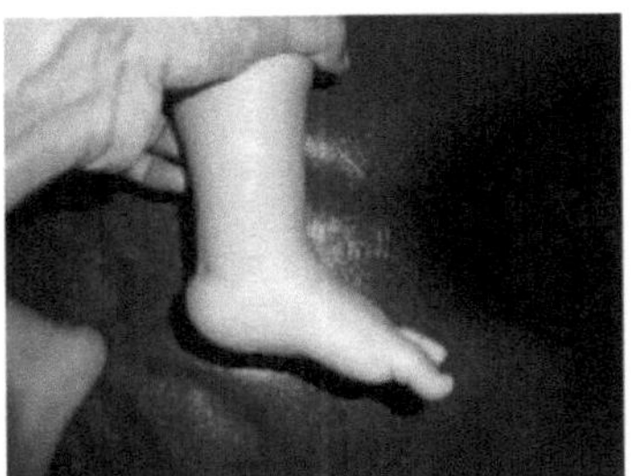

Fig 25. Aspecto do pé após o quarto elenco.

São notadas correcções totais do cavus, adductus e varus. O Equinus é melhorado, mas esta correcção nem sempre é adequada, o que recuer uma tenotomia do cordão do calcanhar. Em pés muito flexíveis, o equinus pode ser corrigido através de fundição adicional sem tenotomia. Em caso de dúvida, realizar a tenotomia.

DECISÃO DE REALIZAR A TENOTOMIA

Um importante ponto de decisão na gestão é determinar quando foi obtida uma correcção suficiente para realizar uma tenotomia percutânea para ganhar dorsiflexão e para completar a correcção. Por outras palavras, todas as deformidades, excepto equinus, foram totalmente corrigidas. Este ponto é atingido quando o calcâneo anterior pode ser raptado por baixo do talo. Este rapto permite que o pé seja dorsiflexado em segurança sem esmagar o tálus entre o calcâneo e a tíbia. Se a adequação da abdução for incerta, aplicar outro molde ou dois para se ter a certeza. Confirmar que o pé é suficientemente abduzido para levar o pé com segurança a 0 a 5 graus de dorsiflexão antes de realizar a tenotomia. O melhor sinal de rapto suficiente é a capacidade de palpar o processo anterior do calcâneo à medida que este rapta por baixo do tálus. O rapto de aproximadamente 60 graus em relação ao plano frontal da tíbia é possível. Nesta altura, uma vez que todas as deformidades, excepto as dos equinos, foram corrigidas, a pontuação do pé médio pirata deveria ter caído abaixo de 1 e a pontuação do pé traseiro pirata ainda deveria ser superior a 1.

CORRECÇÃO DO EQUINUS POR TENOTOMIA TENDO-ACHILLIS

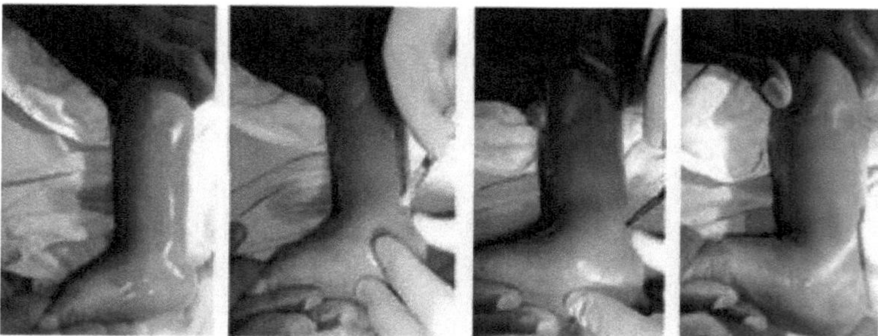

Fig 26. Passos em tenotomia

Certificar-se de que as indicações para a correcção do equinus foram cumpridas. Preparar a família, explicando o procedimento. O consentimento tem de ser dado. Seleccionar uma lâmina de tenotomia como # 11 ou # 15. Sedar o bebé com 5 ml de Syp Triclofos. Preparar bem o pé do meio do pé com um anti-séptico, enquanto o assistente segura o pé dos dedos dos pés com os dedos de uma mão e a coxa com a outra. A tenotomia de Aquiles é feita aproximadamente *1,5* cm acima do calcâneo com o pé segurado em dorsiflexão máxima pelo assistente. Evitar o corte na cartilagem do calcâneo. Um "estalo" é sentido à medida que o tendão é libertado. Um adicional de 20 a *25* graus de dorsiflexão é normalmente ganho após a tenotomia.

Aplicar o quinto gesso com o pé raptado 60 a 70 graus em relação ao plano frontal do tornozelo. Notar o rapto extremo do pé em relação à coxa e a posição de sobrecorreção do pé. O pé nunca é pronunciado. Este molde é deixado no lugar durante 3 semanas após a correcção completa.

Remoção de elenco

Após 3 semanas, o elenco é retirado. Note-se a correcção. Trinta graus de deformação é agora possível, o pé está bem corrigido, e a cicatriz operativa é mínima. O pé está pronto para a escora.

TÉCNICA DE APLICAÇÃO DE ELENCO

A aplicação do elenco requer uma criança confortável. Uma criança bem alimentada e adormecida é uma situação ideal, tal como uma criança que se alimenta no colo da mãe. É melhor ter uma criança desconfortável avaliada por um pediatra. Syp. Triclofos 2,5 ml é normalmente suficiente para sedar uma criança que de outra forma seria irritável. O pé é manipulado durante os primeiros 5 minutos. O assistente segura o pé na correcção máxima segurando os dedos dos pés numa mão e orientando a coxa com a outra mão e o cirurgião aplica o acolchoamento. Uma única camada de acolchoamento é suficiente. O cirurgião aplica agora o molde ou *acima do joelho,* tendo em mente a necessidade de manter o joelho flexionado ou aplicando inicialmente um molde *abaixo do joelho* e, posteriormente, estendendo-o para além do joelho. Deve ter-se o cuidado de não rolar mais sobre a fossa poplítea. É melhor ter o apoio do pé, colocando placas adicionais para o pé.

O RESULTADO FINAL

No final da fundição, o pé parece ser sobrecorrigido em relação ao aspecto normal do pé durante a marcha. Isto não é, de facto, uma sobrecorrecção. Na realidade, é uma correcção total do pé em relação ao aspecto normal máximo do pé durante a marcha. Esta correcção de rapto completo, normal e completo ajuda a prevenir a recorrência e não cria um pé sobrecorrigido ou pronunciado.

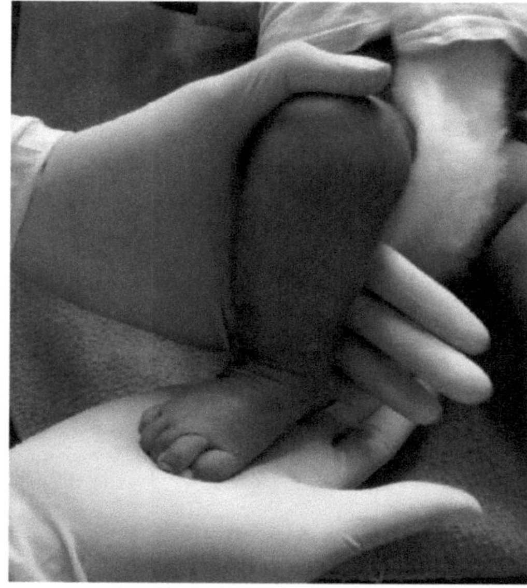

Fig 27. Pé após correcção.

PROTOCOLO DE ESCORAMENTO

A cinta é aplicada imediatamente após a remoção do último molde, 3 semanas após a tenotomia. A cinta consiste em sapatos de ponta aberta e reta, presos a uma barra. Para casos unilaterais, a cinta é fixada a 60 a 70 graus de rotação externa do lado do pé torto e 30 a 40 graus de rotação externa do lado normal. Em casos bilaterais, é fixado em 70 graus de rotação externa de cada lado. A barra deve ser de comprimento suficiente para que os calcanhares dos sapatos fiquem à largura dos ombros. A barra deve ser dobrada 5 a 10 graus com a convexidade afastada da criança, para segurar os pés em dorsiflexão.

A cinta deve ser usada a tempo inteiro (dia e noite) durante os primeiros 3 meses após a remoção do último elenco. Depois disso, a criança deve usar a cinta durante 12 horas à noite e 2 a 4 horas a meio do dia, num total de 14 to16 horas durante cada período de 24 horas. Este protocolo continua até que a criança tenha 3 a 4 anos de idade.

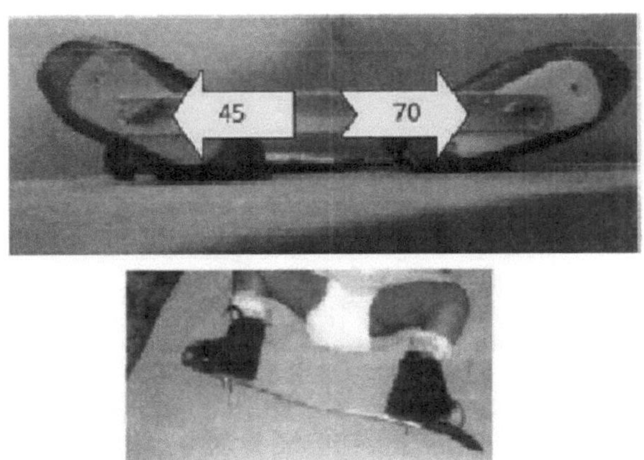

Fig 28. Dennise Browne Splint

Tipos de Aparelhos

Estão disponíveis vários tipos de aparelho aparelho comercializado. Com alguns desenhos, a barra é fixada permanentemente ao fundo dos sapatos. Com outros desenhos, o comprimento da barra é ajustável, e com outros, é fixo. Os pais devem receber uma prescrição para um aparelho na altura da tenotomia. Isto dá-lhes *3* semanas para se organizarem. Para evitar feridas e bolhas causadas por sapatos mal ajustados.

- Dennis Brown brace
- Braço de rapto de pés Steenbeck
- Pulseira Mitchel
- Brace de Gootenburg
- Brace de Lyon

Importância do escoramento

As manipulações de Ponseti combinadas com a tenotomia percutânea obtêm regularmente um excelente resultado. No entanto, sem um programa diligente de acompanhamento, as recidivas e recaídas ocorrem em mais de 80% dos casos. Isto contrasta com uma taxa de recidivas de apenas 6% em famílias conformes (Morcuende et al.).

Estratégias para aumentar a conformidade com o protocolo de escoramento

As famílias que mais cumprem o protocolo de escoramento são aquelas que leram sobre o método Ponseti de gestão do pé direito do clube na Internet e escolheram esse método. Vêm para o escritório educados e motivados. Os pais menos cumpridores são frequentemente de famílias que não fizeram investigação de fundo sobre o método Ponseti e precisam de ser "vendidos" no mesmo. A melhor estratégia para assegurar a conformidade é educar os pais e doutriná-los para a cultura Ponseti. Ajuda a ver o método de gestão Ponseti como um estilo de vida que exige determinados comportamentos.

Durante as instruções iniciais, os pais são ensinados a aplicar a cinta. Sugere-se que pratiquem a colocação e a remoção várias vezes durante os primeiros dias e que deixem o aparelho desligado por breves períodos de tempo durante esses poucos dias para permitir que os pés da criança se habituem aos sapatos. São ensinados a exercitar os joelhos da criança juntos como uma unidade (flexão e extensão) no aparelho, para que as crianças se habituem a mover duas pernas simultaneamente. (Se a criança tentar pontapear uma perna de cada vez, a barra do aparelho interfere, e a criança pode ficar frustrada). Os pais devem ser avisados de que pode haver algumas noites difíceis até que a criança se habitue ao aparelho.

Quando parar de se escorar

Ocasionalmente, uma criança desenvolverá um salto de valgo excessivo e torção tibial externa enquanto usa a cinta. Nesses casos, o médico deve marcar a rotação externa dos sapatos na barra de aproximadamente 70 graus a 40 graus.

Não há resposta científica a esta pergunta. Os pés severos devem ser escorados até aos 4 anos de idade, e os pés suaves podem ser escorados até aos 2 anos de idade. Nem sempre é fácil distinguir que pé é suave e qual é grave, especialmente ao observá-los aos 2 anos de idade. Por conseguinte, recomenda-se que mesmo os pés suaves sejam escorados até 3 a 4 anos, desde que a criança ainda tolere a escora nocturna. A maioria das crianças habitua-se à escora, e esta torna-se parte do seu estilo de vida. No entanto, se o cumprimento se tornar muito problemático após os 2 anos de idade, pode tornar-se necessário interromper a escora para garantir que a criança e os pais tenham uma boa noite de sono. Esta clemência não é tolerável nos grupos etários mais jovens. Com menos de 2 anos de idade, as crianças e as suas famílias devem ser encorajadas a cumprir o protocolo de clemência.

Reconhecimento de recaídas

Após aplicar a cinta pela primeira vez quando o último elenco é retirado, a criança regressa de acordo com o seguinte calendário sugerido.

2 semanas para resolver os problemas de conformidade.

3 meses para se formar para o protocolo de noites e sestas.

A cada 4 meses até aos 3 anos de idade para controlar o cumprimento e verificar se há recaídas.

A cada 6 meses até aos 4 anos de idade.

Cada 1 a 2 anos até à maturidade do esqueleto

As recaídas precoces na criança mostram perda do rapto do pé e/ou perda da correcção da dorsiflexão e/ou recidiva do aduto do metatarso.

As recaídas em bebés podem ser diagnosticadas através do exame da criança a andar. Enquanto a criança caminha em direcção ao examinador, procure a supinação do antepé, indicando um músculo anterior da tíbia que se sobrepõe e um peroneal fraco. À medida que a criança se afasta do examinador, procure a varização do calcanhar. A criança sentada deve ser examinada para o alcance do tornozelo e perda da dorsiflexão passiva.

O alcance do movimento das juntas subtalar e das juntas de corte deve ser cuidadosamente avaliado. Isto é melhor feito segurando firmemente a cabeça do talo entre o dedo indicador e o polegar a partir da articulação do tornozelo, enquanto seqüestra o pé com a outra mão. A distância entre o maléolo medial e o navicular pode ser estimada com um dedo, enquanto o polegar avalia o grau de movimento da tuberosidade anterior do calcâneo sob a cabeça do tálus.

Razões para recaídas

A causa mais comum de recaída é o não cumprimento do programa de escoramento pós-tenotomia. Morcuende descobriu que as recaídas ocorrem em apenas 6% das famílias em conformidade e em mais de 80% das famílias não conformes. Em pacientes que cumprem com a cinta, o desequilíbrio muscular básico subjacente à rigidez do pé e dos ligamentos é a causa da recidiva.

Fundição para recaídas

As recaídas não devem ser ignoradas, considerar a aplicação de um a três elencos para esticar o pé para fora e recuperar a correcção. Isto pode parecer inicialmente uma tarefa assustadora numa criança de 14 meses de idade, mas é importante. A gestão do molde é idêntica à do molde original de Ponseti utilizado na infância. Uma vez que o pé é recriado com as fundições, o programa de escoramento é novamente iniciado.

Recidiva de Equinus

O equinus recorrente é uma deformidade estrutural que pode complicar a gestão. A tíbia parece crescer mais rapidamente do que a unidade tendinosa do gastrosoleus. O músculo é atrófico e o tendão parece longo e fibrótico. O Equinus pode ser avaliado clinicamente, mas para ilustrar o problema, é incluída uma radiografia para mostrar a deformidade.

Vários moldes de gesso podem ser necessários para corrigir o equinus para, pelo menos, uma posição neutra do calcâneo. Por vezes, pode ser necessário repetir a tenotomia percutânea em crianças até 1 ou mesmo 2 anos de idade. Devem ser submetidos a gesso durante 4 semanas de pós-operatório, com o pé raptado numa perna comprida dobrada no joelho, e depois voltar à cinta à noite. Em situações raras, o alongamento de Aquiles aberto pode ser necessário na criança mais velha, usando uma curta incisão para minimizar a cicatrização.

Varus recaída

As recaídas de calcanhar de Varus são mais comuns do que as recaídas de equinus. Podem ser vistas com a criança de pé e devem ser tratadas através de uma nova moldagem na criança entre os 12 e 24 meses de idade, seguida de uma reinstituição de um protocolo rigoroso de escoramento.

Supinação dinâmica

Algumas crianças necessitarão de transferência do tendão tibialis anterior para uma deformidade de supinação dinâmica, tipicamente entre os 2 e 4 anos de idade. A transferência anterior do tendão da tíbia só deve ser considerada quando a deformidade é dinâmica e não existe deformidade estrutural. As transferências devem ser adiadas até as radiografias mostrarem ossificação do cuneiforme lateral que tipicamente ocorre com aproximadamente 30 meses de idade. Normalmente, não é necessário o escoramento após este procedimento.

Uma coisa é certa: as recaídas que ocorrem após a gestão de Ponseti são mais fáceis de lidar do que as recaídas que ocorrem após a tradicional cirurgia de libertação póstero-medial.

ERROS COMUNS DE GESTÃO

1. Pronação ou eversão do pé

A pronação do pé torto numa tentativa de alinhar o antepé e o retropé inclina o antepé para uma maior pronação, aumentando assim o cavo e pressionando o calcâneo adutor contra o tálus. O resultado é uma brecha no retropé, deixando c varo do calcanhar não corrigido.

No pé torto [A], a porção anterior do calcâneo encontra-se por baixo da cabeça do talo. Esta posição causa varo e equinus deformação do calcanhar. Tentativas de empurrar o calcâneo para a eversão sem o raptar [B] irão pressionar o calcâneo contra o tálus e não irão corrigir o varo do calcanhar. O deslocamento lateral (rapto) do calcâneo para a sua relação normal com o tálus [C] irá corrigir a deformidade do calcanhar varo do pé torto.

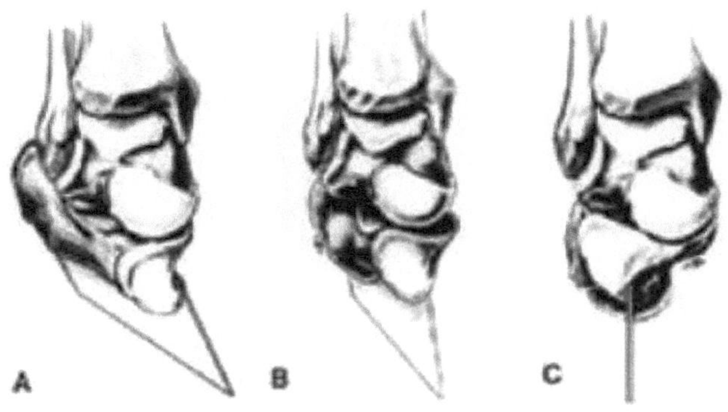

Fig 29. O problema de pronunciar o pé do clube

MÉTODO DE MANIPULAÇÃO DO PAPAGAIO[26]

Kite acreditava que a varus do calcanhar seria corrigida simplesmente através da everting do calcâneo. Ele não se apercebeu que o calcâneo só pode ser abduzido (ou seja, rodado lateralmente), sob o tálus.

Raptar o pé nas articulações do meio das tártaro com o polegar a pressionar no lado lateral do *pé* perto da articulação calcaneocubóide ("X" vermelho) bloqueia o rapto do calcâneo e interfere com a correcção do varo do calcanhar.

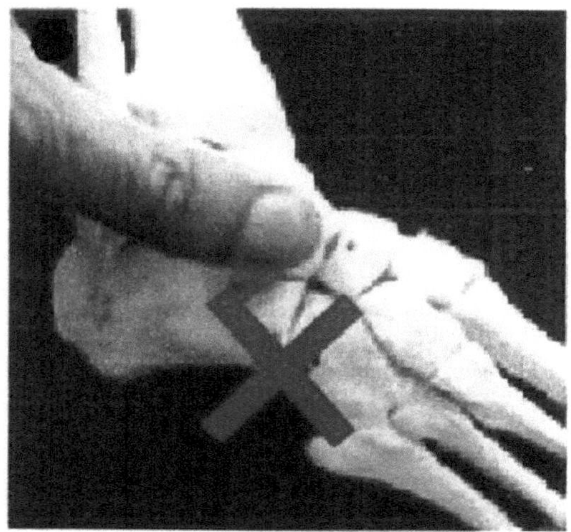

Fig 30. Erro do papagaio

O método de Ponseti demonstrou ser superior ao método de Kite ao conseguir a correcção em pés de taco idiopáticos.[27]

ERROS DE CAIXA

Falha em Manipular

O pé deve ser imobilizado com os ligamentos contraídos no estiramento máximo obtido após cada manipulação. No molde, os ligamentos soltam-se, permitindo um maior alongamento na sessão seguinte.

Perna curta moldada

O molde deve estender-se até à virilha. Os elencos das pernas curtas não seguram o calcâneo raptado.

Correcção de equinus prematuro

Tentativas de corrigir o equinus antes do varo do calcanhar e da adução serem corrigidos, resultarão numa deformação do fundo do balancim. O equinus através da articulação subtalar pode ser corrigido por abdução do calcâneo.

Não utilização de cinta nocturna

A não utilização de calçado preso a uma barra em rotação externa a tempo inteiro durante 3 meses e à noite durante 2 a 4 anos é a causa mais comum de recorrência.

Tentativas de obter uma correcção anatómica perfeita

É errado assumir que o alinhamento precoce dos elementos esqueléticos deslocados resultará numa anatomia normal. Os gráficos de rádio de seguimento a longo prazo mostram anomalias. Contudo, pode esperar-se uma boa função a longo prazo do pé torto. Não há correlação entre o aspecto radiográfico do pé e a função a longo prazo.

Verificar a circulação no pé todas as horas durante as primeiras 6 horas após a aplicação e depois quatro vezes por dia. Pressionar suavemente os dedos dos pés e observar o retorno do fluxo sanguíneo. Os dedos dos pés ficarão brancos e depois regressarão rapidamente a rosa se o fluxo de sangue para o pé for bom. A isto chama-se "branqueamento". Se os dedos dos pés estiverem escuros e frios e não branquearem (branco a rosa), o gesso pode estar demasiado apertado. Se isto ocorrer, vá ao consultório do seu médico ou ao departamento de emergência local e peça-lhes que verifiquem o gesso. Retire o gesso imediatamente, mergulhando as pernas em água.

CAPÍTULO 6
REVISÃO DE LITERATURA

Uma revisão minuciosa da literatura não mostra nenhuma pedra por virar na compreensão da etiopatogenia e gestão do pé torto. É uma das mais antigas deformidades conhecidas e tratadas da humanidade. O problema existe desde tempos imemoráveis e foi encontrado em múmias egípcias preservadas. As primeiras provas registadas do pé torto e do seu tratamento foram encontradas nos escritos de Hipócrates (300 A.C) a quem cabe o mérito de introduzir os dois princípios importantes no tratamento desta deformidade - vis. Enfrentar o problema desde o nascimento e a manipulação suave. Em 1743, Nicholas Andry descreveu na sua Ortopedia uma deformidade do pé que se assemelhava ao pé de um cavalo, a que chamou paedes equinal. Há várias pinturas do século XVI que retratam o pé do clube, como Madonna e o filho de Lucas, o mais velho.

Existem pontos de vista contraditórios sobre a patologia básica. Uma escola de pensamento culpa os músculos (Stewart *1951,* Flinchum 1953, Fried *1959),* enquanto a outra escola culpa os ossos, principalmente o talo (BisselE 1881, Irani e Sherman 1963, Waisbrod 1973, Glimcher e Shapiro 1978). Outros consideram-no um defeito composto de músculo e ossos (Bechtol e Monsman 1950, Wiley *1959).* Turco (1979), McKay (1982) e Simons (1985) lançaram a culpa na articulação subtalar, enquanto Goldner (1979) colocou a tensão sobre a posição anormal do talo na articulação do tornozelo. Turco e Simons realçaram a subluxação ou deslocação da articulação umbilical da aba. Tal como as controvérsias existem sobre a patologia básica, eles também continuaram sobre a sua gestão. Variedades de chaves de boca, pinças e talas foram concebidas e utilizadas no tratamento da CTEV.

Fabrig (1504) utilizou um dispositivo em forma de bota com um tornozelo e Ambroise Pare (1665) concebeu um aparelho para corrigir a deformidade. Thilenius (1786) um médico em Frankfurt sugeriu pela primeira vez a tenotomia subcutânea de tendo-Achilles. Little de Inglaterra em 1839 foi o primeiro a fazer a tenotomia percutânea de Tendo Achilles e Lorenz, Sartorius (1812) Delpech (1823) e Stromeyer (1838), praticaram o mesmo. Com excepção das tenotomias, o tratamento operatório do pé torto começou com os princípios anti-sépticos introduzidos por Joseph Lister (1867).

Guerin (1836) foi a primeira pessoa a utilizar gesso de Paris no tratamento do pé torto. Soley (1837) realizou a primeira operação óssea, excisando os cubóides para corrigir a deformidade. Este foi um precursor da actual operação de Dilwyn Evans - remoção de uma parte dos cubóides. Lund (1872) efectuou pela primeira vez a talectomia. H. 0. Thomas (1886) inventou a sua chave inglesa para a correcção forçada da deformidade. No entanto, Taylor (1886) condenou a correcção forçada e defendeu manipulações suaves.

Phelps (1890) de Nova Iorque descreveu uma libertação de tecido mole plantar medial de uma fase com alongamento dos tendões. Também realizou a osteotomia do pescoço do talo com ressecção em cunha do calcâneo.

Steindler (1915) realizou a remoção do calcâneo e Elmslie (1915) corrigiu a deformidade de adução, libertando tecidos moles contraídos no lado medial do pé.

Hoke (1921), Naughton Dunn (1922) realizou operações de estabilização do pé para condições paralíticas e o mesmo está a ser empregado no pé torto ainda hoje e é o tratamento de escolha em casos negligenciados após a maturidade esquelética.

Brokman (1930) descreveu o pé torto como atresia congénita da articulação astrogalocalcaneo-escafóide. Descreveu também a libertação de tecido mole em duas fases.

Garceau (1940) introduziu transferências tendinosas para desequilíbrio muscular no pé torto e tibialis transplantada anterior ao lado lateral do pé. Desde *1950,* muito trabalho experimental está em curso e na Índia; o trabalho de Doraiswamy P. K. *(1950 &* 1952) é digno de nota.

O Dr. Vigneshwarudu (1965) desenvolveu um novo método de classificação pela gravidade do grau de deformidade.

Mc Cauley (1966 & 1972) reviu a literatura de 40 anos de pé torto e descobriu que entre 1930-1965, 25% dos artigos recomendavam tratamento cirúrgico e durante 1965 - 1970, este aumentou para 56%.

Mc Cauley 1974 sublinhou que os padrões de correcção de raios X são mais fiáveis do que a aparência clínica.

Adams em 1866 aceitou a deslocação da articulação talocalcaneonavicular, como a patologia do pé torto. Foi o primeiro cirurgião a mostrar que a tenotomia de ter Aquiles na primeira fase era um erro. Ele acreditava que o talo só poderia ser reconduzido à sua posição original quando houvesse luxação entre ele, o calcâneo e a navicular pudessem ser devidamente reduzidos.

Turco V.J. (1971) descreveu uma libertação postero-medial de uma fase para a correcção cirúrgica do pé torto resistente. A necrose do retalho cutâneo é um grande problema com esta técnica. Para superar este problema foram propostos retalhos de pele rotativos, alongamento da pele com dilatadores subcutâneos de balão.

Denis Browne (1934), e Kite (1935) iniciaram o tratamento manipulativo e a influência do seu trabalho fez com que o pêndulo do tratamento se orientasse para a manipulação. Kite obteve bons resultados ao cunhar os gessos. Ele foi a primeira pessoa a descrever os critérios radiológicos para a correcção da deformidade. Denis Browne introduziu a sua famosa tala para correcção activa e retenção do pé corrigido.

Ponseti desenvolveu o seu método de gestão há mais de 50 anos e tratou centenas de bebés utilizando este método.

Srivatava, R Das et al (2000) conseguiu uma correcção satisfatória razoável através do JESS.

Um ensaio de controlo aleatório para comparação de Ponseti Vs Surgical treatment of clubfoot foi conduzido por Zwick et al na Universidade de Medicina de Graz, Áustria. Os autores documentaram um resultado favorável para o método Ponseti quando comparado com um protocolo de tratamento tradicional. Dezanove pacientes (28 pés) foram incluídos no ensaio. Nove bebés (12 pés) foram atribuídos ao grupo de tratamento de Ponseti, e 10 (16 pés) foram atribuídos a um grupo com fundição inicial e libertação medial postero com a idade de 6 a 8 meses. O seguimento mínimo foi de 3,3 anos (média de 3,5 anos; intervalo de 3,3-3,8 anos). As medidas de resultados incluíram o

Sistema de Classificação Funcional de Laaveg e Ponseti, o Instrumento de Recolha de Dados de Resultados Pediátricos (PODCI), e medições radiográficas padronizadas. Finalmente, a pontuação média do Functional Rating foi mais elevada no grupo de Ponseti. A dorsiflexão passiva e a inversão-eversividade passiva foram melhores no grupo de Ponseti.[35]

Um estudo prospectivo para comparar o resultado de 2 métodos não operativos: Francês e As técnicas de Ponseti foram conduzidas por Steinman.S et al no Texas Scottish Rite Hospital para Crianças, Dallas, TX 75219, EUA. Os autores observaram uma tendência a mostrar melhores resultados com a utilização do método Ponseti. 267 pés em 176 pacientes tratados com o método Ponseti e 119 pés em 80 pacientes tratados com o método funcional francês. Os resultados para os pés tratados com o método de Ponseti foram bons para 72%, justos para 12%, e maus para 16%. Os resultados para os pés tratados com o método funcional francês foram bons para 67%, justos para 17%, e pobres para 16%.[36]

Foi realizado um estudo para estudar os resultados da gestão de Ponseti por Chotel F et el em França onde predominava o tratamento funcional. Os autores enfatizaram a qualidade da correcção clínica que foi alcançada pelo método de Ponseti e o menor número de crianças que necessitaram de cirurgias.[37]

Um estudo clínico sobre a gestão de talipes congénitos equino varus pelo método Ponseti foi conduzido por Abbas M et al no J.N. Medical College, UP, Índia. Um total de 100 pacientes com 156 pés taco (80 homens, 20 mulheres), foram tratados por CTEV idiopático pelo método de Ponseti. A pontuação média total de Pirani no início do tratamento foi de 4,26 e o ângulo médio de impressão dos pés (FPA) foi de 14,2 graus. Após a correcção, houve uma diferença significativa na média da FPA. Houve também uma diferença estatisticamente significativa entre as pontuações de Pirani antes e depois da correcção. Em 95% dos pacientes, a correcção da deformidade foi alcançada.[38]

Cooper e Dietz, numa análise dos casos de quarenta e cinco pacientes que tinham sido tratados por Ponseti e seguidos durante uma média de trinta anos, constataram que, com o uso da dor e da limitação funcional como critério de resultado, trinta e cinco pacientes (78%) tinham alcançado um

resultado excelente ou bom.[39]

Referências

1. Canale & Beaty: Campbell's Operative Orthopaedics, 11ª ed. Parte VIII. Capítulo 26 p 1079.

2. Lynn Staheli: Clubfoot - Gestão de Ponseti (2003) Organização Mundial de Saúde; p 4.

3. Canale & Beaty: Campbell's Operative Orthopaedics, 11ª ed. Parte VIII. Capítulo 26 p 1083.

4. Canale & Beaty: Campbell's Operative Orthopaedics, 11ª ed. Parte XIII Capítulo 42 p 2353.

5. Susan Standring: Gray's Anatomy, Sec II Osteology 6-d The foot p 1821-1865.

6. Irani R N, Sherman M S. A anatomia patológica do pé torto. J Bone Joint Surg 1980; 45-A: 45-52.

7. Chuzac J-P, Baunin C, Luu S, Estivalezes, Sale de Gauzy J, Hobatho M C. Avaliação da deformidade do retropé por ressonância magnética tridimensional no pé infantil. J Bone Joint Surg 1999; 81-B: 97-101.

8. Ippolito E. Actualização sobre a anatomia patológica do pé torto. J Paediatr Orthop (Parte B); 1995; 4: 17-24.

9. Turco V J. Pé de taco congénito resistente. Libertação póstero-medial de uma fase com fixação interna. J Bone Joint Surg 1979; 61-A: 805-814.

10. Feldbrin Z, Gilai A N, Ezra E, Khermosh O, Kramer U, Wietroub S. Desequilíbrio muscular na etiologia do pé do clube idiopático. J Bone Joint Surg 1995; 77-B: 596-601.

11. Bohm M. Origem embrionária do pé do clube. J Bone Joint Surg 1929; 11: 229-259.

12. Kawashima T, Uhthoff H K. Desenvolvimento do pé na vida pré-natal em relação a pé de taco idiopático. J Paediatr Orthop 1990; 10: 232-237.

13. Fred F dietz. A genética do pé torto idiopático. Clin Orthop Relat Res 2002.

14. R M M Palmer. Pés do Clube Hereditário. Clin Orthop Relat Res 1964.

15. R R R Wynne Davies. Estudos familiares e a causa do pé torto congénito, talipes calcaneovarus, talipes calcaneovalgus e metatarsus varus. J Bone Joint Surg 1964.

16. J. Misawa, S. Kanda, E. Kokue, T. Hayama, S. Teramoto, H. Aoyama, M. Kaneda, T. Iwasak Teratogenic activity of pyrimethamine in Gottingen minipig Toxicology Letters, Volume 10,

Número 1, Janeiro 1982, Páginas 51-54.

17. Stephanie Boehm; Noppachart Limpaphayom; Farhang Alaee; Marc F. Sinclair; Matthew B. Dobbs. Primeiros Resultados do Método Ponseti para o Tratamento do Pé-de-Cabo em Artrogryposis Distal. J Bone Joint Surg Am, 2008 Jul 01;90(7):1501- 1507.

18. A. K. Banskota; William Mayo-Smith; S. Rajbhandari M.D.; Daniel I. Rosenthal M.D. Relatório de caso548 Radiologia esquelética. Julho de 1989, Volume 18, Número 4, pp 318-321

19. VR Gomez. Pés de clube em bandas de constrição anulares congénitas. Ortopedia clínica e investigação relacionada, 1996. Volume 323 - Edição - pp 155-162.

20. Dobbs MB, et al. Actualização sobre o pé torto: Etiologia e tratamento. Ortopedia clínica e investigação relacionada. 2009;467:1146.

21. Z Feldbrin; AN Gilai; E Ezra; O Khermosh; U Kramer; e S Wientroub. Desequilíbrio muscular na etiologia do pé de taco idiopático. Um estudo electromiográfico. J Bone Joint Surg Br Julho 1995 vol. 77-B no. 4 596-601.

22. David M Alvarado et al. Familial Isolated Clubfoot Isolado está associado ao Recurrent Cromossoma 17q23.1q23.2 Microduplicações contendo TBX. The American Journal of Human Genetics, Volume 87, Número 1, 154-160, 01 de Julho de 2010.

23. Pirani S, Outerbridge HK, Sawatzky B, Stothers K. Um método fiável de avaliação clínica de um pé torto virgem. 21º Congresso do SICOT 1999.

24. P J Dyer et al. O papel do sistema de pontuação Pirani na gestão do pé do clube pelo método Ponseti. J Bone Joint Surg Br August 2006 vol. 88-B no. 8 1082-108.

25. Diméglio, A.; Bensahel, H.; Souchet, PH.; Mazeau, PH.; Boné, F. Classificação do Clubfoot. Journal of Pediatric Orthopaedics. 1995 - Volume 4 - Número 2.

26. Kite JH (1939) Princípios envolvidos no tratamento do pé torto congénito. J Bone Joint Surg 21:595-606.

27. Alok Sud, Akshay Tiwari, Deep Sharma, e Sudhir Kapoor. Método de Ponseti vs. Kite no

tratamento do pé torto - um estudo prospectivo randomizado. Int. Orthop. 2008 Junho; 32(3): 409-413.

28. Cummings RJ, Davidson RS, Armstrong PF e Lehman WB. Pé de Clube Congénito. JBone Joint Surg 84-A : 290-308, 2002.

29. Cummings RJ e Lovell WW. Tratamento Operativo do Pé-Grande Idiopático Congénito. JBone Joint Surg 70-A:1108-1112, 1988.

30. Ponseti IV. Tratamento do Pé de Clube Congénito. J Bone Joint Surg 74-A:448-454, 1992.

31. Ponseti IV. Pés do Clube Congénito: Fundamentos de Tratamento. Oxford Medical Publications, Oxford University Press, Oxford UK, 1996.

32. Mosca VS. The Foot in Lovell and Winter's Pediatric Orthopaedics, 5th ed., Morrissy and Weinstein eds., Lippincott Williams and Wilkins, Philadelphia PA, 2001.

33. Morcuende JA, Egbert M, Ponseti IV. O efeito da Internet no tratamento do pé torto congénito idiopático congénito. Iowa Orthop J 2003;23:83-86.

34. Dobbs M, Nunley R e Schoenecker P.. Acompanhamento a longo prazo dos pés do taco tratados com uma extensa libertação de tecidos moles. JBJS 2006: 88A:986-996.

35. Zwick E B, Kraus T, Maizen C, Steinwender G, Linhart WE. Comparação de Ponseti versus tratamento cirúrgico do pé torto idiopático: um relatório preliminar a curto prazo. Clin Orthop RelatRes. 2009 Oct;467(10):2668-76. Epub 2009 Abr 7.

36. Steinman S, Richards BS, Faulks S, Kaipus K Uma comparação de dois métodos não cooperativos de correcção idiopática do pé torto: o método Ponseti e o método funcional (fisioterapia) francês. J Bone Joint Surg Am. 2009 Oct 1;91 Suppl 2:299-312.

37. Chotel F, Parot R, Durand JM, Garnier E, Hodgkinson I, Berard J [Gestão inicial do varus equinus clubfoot congénito pelo método de Ponseti][Artigo em francês] Rev Chir Orthop Reparatrice Appar Mot. 2002 Nov;88(7):710-7.

38. Abbas M, Qureshi OA, Jeelani LZ, Azam Q, Khan AQ, Sabir AB. Gestão de talipes congénitos equinovarus pela técnica de Ponseti: um estudo clínico. J Foot Ankle Surg. 2008

Nov-Dez;47(6):541-5. Epub 2008 Sep 27.

39. Cooper, D.M. e Dietz, F.R. (1995). Tratamento do pé torto idiopático. Uma nota de acompanhamento de trinta anos. J. Bone Joint Surg., 77A, 1477-89.

40. Flynn, John M..; Donohoe, Maureen P.T.; Mackenzie, William G. An Independent Assessment of Two Clubfoot-Classification Systems. Journal of Pediatric Orthopaedics: Maio/Junho de 1998 - Volume 18 - Edição 3 - pp 323-327.

41. Yamamoto H (1979) Um estudo clínico, genético e epidemiológico do pé torto congénito. Jinrui Idengaku Zasshi 24(1):37-44. [PubMed].

42. Chesney D, Barker S, Miedzbrodzka Z, Haites N, Maffulli N, Epidemiologia e teorias genéticas na etiologia dos talipes congénitos equinovarus. Bull Hosp Joint Dis 1999; 58: 59-64.

43. Ankur Gupta et al. Avaliação da utilidade do método Ponseti de correcção da deformidade do pé torto num país em desenvolvimento. Int. Orthop. 2008 Fevereiro; 32(1): 75-79.

44. Palmer RM (1964) Genetics of talipes equinus varus. J Bone Joint Surg Am 46:542556. [PubMed].

45. Laaveg SJ, Ponseti IV (1980) Resultados a longo prazo do tratamento do pé torto congénito. J Bone Joint Surg Am 62(1):23-31. [PubMed].

46. Morcuende JA, Abbasi D, Dolan LA, Ponseti IV (2005) Resultados de um protocolo acelerado de Ponseti para o pé torto. J Pediatr Orthop 25(5):623-626. [PubMed].

47. 10. Morcuende JA, Dolan LA, Dietz FR, Ponseti IV (2004) Redução radical na taxa de cirurgia correctiva extensiva do pé torto utilizando o método de Ponseti. Pediatria 113(2):376-380. [PubMed].

48. Dobbs MB, Gordon JE, Walton T, Schoenecker P (2004) Complicações hemorrágicas após tenotomia percutânea tendoachilles no tratamento da deformidade do pé torto. J Pediatr Orthop 24(4):353-357. [PubMed].

More Books!

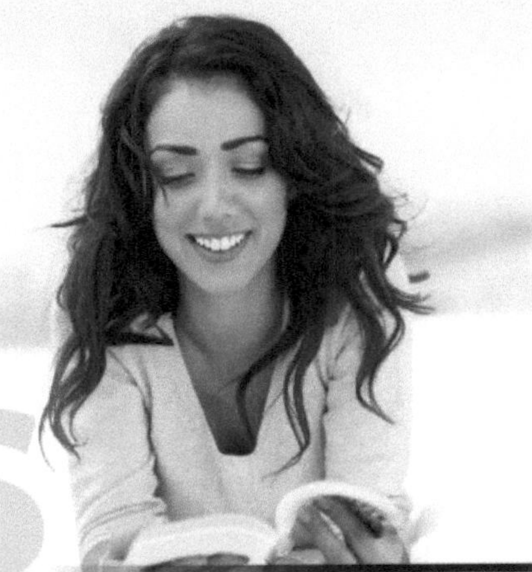

yes

I want morebooks!

Buy your books fast and straightforward online - at one of world's fastest growing online book stores! Environmentally sound due to Print-on-Demand technologies.

Buy your books online at
www.morebooks.shop

Compre os seus livros mais rápido e diretamente na internet, em uma das livrarias on-line com o maior crescimento no mundo! Produção que protege o meio ambiente através das tecnologias de impressão sob demanda.

Compre os seus livros on-line em
www.morebooks.shop

info@omniscriptum.com
www.omniscriptum.com

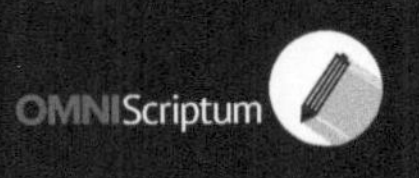

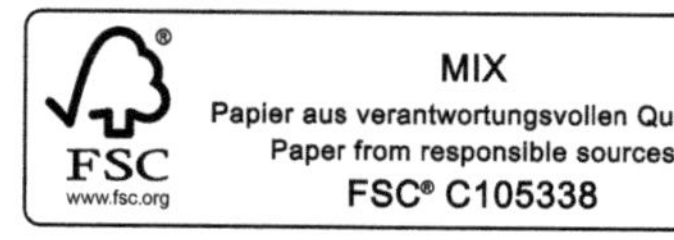

Printed by Books on Demand GmbH, Norderstedt / Germany